OSCEs in PSYCHIATRY
Edited by Albert Michael

読むだけでコツがつかめる
問診力トレーニング

アルバート・マイケル 著

澤田法英　渡邊衡一郎 監訳 編集

アルタ出版

OSCEs in Psychiatry
Edited by Albert Michael
Churchill Livingstone © 2004, Elsevier Limited.
All rights RESERVED.
ISBN 0 443 07297 3

This edition of OSCEs in Psychiatry
by Albert Michael is published
by arrangement with Elsevier Limited.

Translated by
SAWADA Norifusa & WATANABE Koichiro

First published 2010 in Japan by Aruta Shuppan Co., Ltd., Tokyo.

日本語版の出版に寄せて

　臨床能力を高め、すぐれた臨床実地を行うための４つの基本的要素は、知識基盤、コミュニケーション技能、問題解決技法、身体・精神状況の検査を適切に行えるようになることである。当然のことながら、この４つの中ではコミュニケーション技能が最も重要な要素である。なぜならば、もしコミュニケーションを適切に取れなければ、治療者がどんな知識を持っていても役に立たないからである。

　客観的臨床能力試験（Objective Structured Clinical Examination：OSCE）の導入は、1842年に「長時間を要する症例による試験」もしくは「個別患者評価」が出現して以来、教育および臨床能力の評価において、最も重要な展開となった。「長時間を要する症例による試験」がコミュニケーション技能を軽視しがちであったのに対して、OSCEの大きな利点は臨床能力の４つのすべての要素に焦点をあてていることである。最近では、世界中の多くの大学が臨床技能・能力を教育・評価する目的で、OSCEを中心的な手段として利用している。

　この本では主に臨床的なコミュニケーション技能に焦点をあてている。英語圏の精神科医の間では、この本は非常に浸透したものであり、日本語に翻訳されたことは大変喜ばしいことである。

　この本は、コミュニケーション技能やその他のあらゆる臨床能力を改善しようとしている研修生、精神医療従事者を対象としている。経験を積んだ臨床家が、教育や評価の質を向上させる上でも有用であろう。こうしたことが最終的に、患者の受ける医療の向上につながることを望んでいる。

2010年3月

Albert Michael, FRCPsych, MD
Consultant Psychiatrist, West Suffolk Hospital, Bury St. Edmunds, UK
Director, Cambridge MRCPsych Course, Cambridge, UK
Director of Medical Education, SMHP, UK

監訳・編集者の前書き

　新臨床研修制度が始まり、多くの研修医が精神科臨床に触れることが増えた。
　近年の精神医療の進展はめざましいものがあるが、その基盤となる医師－患者関係や診察のあり方に関しては、その重要性が話題には上るものの、十分な対応策や診察技術の向上に結び付くような実際的な取り組みがあまりなされてこなかった印象を持つ。精神科疾患の治療に限らず、ほとんど全ての慢性的に経過する疾患の患者の治療に際しては、いかに治療を継続できるかが重要な課題であり、われわれ医療者には、患者が主体的に治療に取り組める環境を整えること、アドヒアランスを高める努力をすることが求められている。近年、医師と患者とのコミュニケーション不足を示唆するエビデンスがあり、こうしたコミュニケーション不足が治療の転帰を悪化させること、また治療継続率を低下させることから、患者の満足度を向上させるような診察の質を高める努力が求められ、医師が診察の技術だけでなく、問診や説明の技術の向上を図ることも欠かせなくなっている。
　本書は英国精神医学会の精神科医資格試験の構成要素となる客観的臨床能力試験（Objective Structured Clinical Examination）に向けての対策書 OSCEs in Psychiatry の訳本である。内容は日本でも日常的にみられる診察場面を想定した会話例を集めたものである。これまでの教育では、それぞれの精神科疾患がどのような疾患であり、どのような症状があるかという記述的なものが多かったが、この本ではそれらの疾患を鑑別するのに症状をどのように聞き出すか、どのように患者に問いかければよいか、という視点で書かれている。さまざまな精神科臨床で起こりうる問題（同意能力についての問題、他科医師との連携など）についても書かれており、研修医やコメディカルスタッフだけでなく、そうした病院で働く勤務医や看護師にも有意義な内容となっている。本書は ICD-10 や DSM-IV の診断基準とも矛盾はなく、生物学的精神医学の側面から精神療法まで、非常にバランスよく書かれている。このバランスのよさが、日本の医学教育において今まで若干足りなかったが必要とされるものと考えている。
　日本語版の作成にあたり、精神保健福祉法、老人介護などについての記載を日本の臨床の実情に合わせて内容の変更を行った。その結果、精神科をローテイトする研修医や精神科の勉強を始めた専修医に適した入門書になったと思われる。また、経験を

積んだ医師が、日頃の診察技術を向上させようとする際にも、有用な臨床ハンドブックとしての利便性が高められると考えている。本書が医師や医学生のみでなく、臨床にかかわる方々、特に臨床心理士や看護師、薬剤師、ケースワーカーなどの職種においても幅広く利用していただけることを願っている。

　最後に、この本をわれわれにご紹介くださり、日頃より貴重なご助言をいただいている東京都済生会中央病院の半田貴士先生、そしてこの本の原著者であり日本語版の出版にあたって遠くロンドンから温かく応援してくださったAlbert Michael先生に、この場をお借りして感謝の意を表したいと思う。

2010年3月

澤田　法英／渡邊　衡一郎

Contents

日本語版の出版に寄せて　*iii*

監訳・編集者の前書き　*iv*

序章　望ましい問診とは ——————————— 9

Ⅰ．気分障害の診察 ——————————— 15

1. うつ病の評価をする　*16*
2. うつ病における否定的な認知について聞き出す　*20*
3. 悲哀の症状を聞き出す　*24*
4. 抗うつ薬治療について説明する　*28*
5. うつ病のリチウムによる増強療法について説明する　*32*
6. 当直中に精神科の指導医に相談する　*35*
7. 躁病の症状を聞き出す　*38*
8. 双極性障害の治療について説明する　*43*
9. うつ病と認知症を鑑別する　*47*
10. 産褥期の障害におけるリスク評価　*51*
11. 産後うつ病について説明する　*55*

Ⅱ．精神病性障害の診察 ——————————— 59

12. 幻覚について聞き出す　*60*
13. 妄想を聞き出す　*64*
14. 自我障害について聞き出す　*68*
15. 統合失調症患者の外来診察　*72*
16. 統合失調症について説明する　*75*
17. 抗精神病薬による治療の必要性を説明する　*79*
18. 錐体外路系の副作用を評価する　*83*
19. 離人症について聞き出す　*86*
20. 暴力のリスクを評価する　*90*

Ⅲ．認知症の診察 — 93

21. 簡易精神機能検査（MMSE） *94*
22. 早発性認知症の患者を評価する *99*
23. アルツハイマー病について説明する *103*
24. 抗認知症薬について説明する *107*
25. 前頭葉機能を評価する *110*
26. 前頭側頭型認知症に随伴する病歴 *114*
27. 認知症に随伴する病歴 *117*
28. 認知症の介護サービスについて説明する *121*

Ⅳ．精神作用物質使用に関わる疾患の診察 — 125

29. アルコール歴について聞き出す *126*
30. アルコールの過剰摂取のリスクについて説明する *131*
31. アルコール症の身体的検査 *136*
32. 精神作用物質使用の既往について聞き出す *140*
33. 覚醒剤と精神病について説明する *145*

Ⅴ．神経症性疾患、その他の疾患の診察 — 149

34. 強迫性障害の症状を聞き出す *150*
35. 強迫性障害の治療について説明する *155*
36. パニック発作の病歴を聞き出す *159*
37. 過換気とパニック発作について説明する *163*
38. 広場恐怖のマネージメントをする *167*
39. PTSDの症状を聞き出す *171*
40. 摂食障害の病歴を聞き出す *175*
41. 境界性パーソナリティ障害の特徴を聞き出す *179*
42. 精神発達障害に伴う挑戦性行動を評価する *184*

Ⅵ．検査 — 189

43. 頭部MRIスキャンレポートを議論する *190*
44. 脳波検査を依頼する *194*
45. リチウム毒性の管理 *197*

Ⅶ. 非薬物療法についての説明 ——— 201

　　46. 認知行動療法について説明する　202
　　47. 電気けいれん療法の説明をする　206
　　48. 長期の精神分析的精神療法について説明する　211

Ⅷ. その他の評価 ——— 215

　　49. 精神保健福祉法について説明する　216
　　50. 病前性格を評価する　219
　　51. 同意能力について評価する　224
　　52. 治療を拒否する能力を評価する　228
　　53. 自殺のリスクを評価する　233
　　54. 遺言能力について評価する　237

　　　OSCEについて　240
　　　OSCEs in Psychiatry序文　242
　　　訳注　245
　　　Index　247

〔訳〕
澤田法英：序章、1、2、4〜9、12〜15、17〜19、21〜26、28〜30、32〜34、
　　　　　36〜42、44〜46、48〜51、53、54章
德原淳史：3、10、11、16、20、27、31、35、43、47、52章

viii

序章　望ましい問診とは

序章

望ましい問診とは

はじめに
「はじまりが悪ければ、結末も悪い（Euripides）」。したがって、診察の場で求められていることをあらかじめ考慮し、自分なりのチェックリストを準備し、戦略を立てること。

患者とのラポールを築く（訳注1）
自分の名前を述べて患者に挨拶し、患者に笑顔をみせる。温かく自己紹介を行う。礼儀正しく振舞うこと。患者をリラックスさせ、くつろがせる。そして、診察の目的について説明する。病歴聴取や検査を行うことについて患者の許可を得ること。患者の協力に感謝を表明する。

簡単な言葉で
適切でわかりやすい言葉を使い、医学的な専門用語は避ける。講義のような形になったり、患者が抱えられる以上の情報は与えないこと。話したことについての患者の理解の程度を確認する。患者の理解を助けるために、説明や例を用いる。面接の終了はきちんと告げる。

非言語のコミュニケーション
言葉を用いないコミュニケーションも用いること。自信、信頼感、温かさに満ちた態度を示すこと。患者と同じ高さに座る。コンピューターのモニターのように、治療者と患者との間をさえぎるものがないようにする。

耳を傾ける
患者の話に注意深く耳を傾け、興味を示す。たとえ長い話だとしても、退屈しているとみせないようにする。アイコンタクトを取り、前に乗り出したり、腕組みをしないようにする、適切にうなずくなど、関心を持って聞いているということを示す。患者のボディランゲージをよくみながら、患者の様子に注目する。

質問
　オープンな質問から開始する。「はい」か「いいえ」という答えになるようなクローズドな質問よりも、オープンな質問を多く用いる。患者が話したことを明確にしたり、情報を収集するためにクローズドな質問を用いる。
　同じ質問を繰り返さない。質問を矢継ぎ早に連発しない。診察を、自然な会話のように行うこと。会話の普通の流れを維持すること。患者が話すことから、ヒントを得ること。

沈黙と間
　患者を追い立てない。間をおいて患者に考える時間と反応する時間を与える。次の質問を行う前に、患者に答えさせること。

共感
　患者も治療者と同じように人間であることを忘れないこと。治療者の経歴は、いかに患者とよりよく接することができるか、患者が治療者に対してよい印象をもってくれるかどうかにかかっている。彼らにとっては、治療者は多くの選択肢のうちの1つに過ぎない。したがって、患者の気持ちに対して、繊細な感性をもち、温かさ、共感、関心と熟慮を示すこと。患者の立場であったらどのように受け止めるかを考えるようにすること。患者の状況に対して、自分自身の理解と受け止め方を伝えること。患者の尊厳を守ること。患者からの質問を無視しないこと。配偶者（交際相手）/子供/両親と話をすることについて、患者の許可を得ること。

患者をさえぎること
　患者はしばしば病歴を直接的に提供しようとしない。患者の話をさえぎって問診を行おうとする衝動は抑えられないだろう。このような状況を改善するために、次のようなコミュニケーション技術を用いるとよい。
　　例：
　　私があなたのことを正しく理解したかを確認していただくために、今まで話していただいたことをまとめてもよろしいですか？
　　お母様が過量服薬されたことについて話をしてくださいましたが、そのことにとても関心があります。もう少し詳しく教えてくださいますか？

治療同盟
　問題に取り組むにあたって、治療同盟を組んで患者に治療を行うのが最善である。

したがって、患者の視点を探求し、治療計画を行う際には患者を巻き込むこと。患者に対して、説き伏せたり、さえぎったり、邪魔をしないこと。批判的になったり直面化（訳注2）を行うのを避けること。早期に「大丈夫ですよ」と安易に保証したり、誤った希望を与えないこと。常にしっかりと連携を築き、援助を継続すること。例えば、患者がアルコールの摂取量を減らそうとしたり、頑張って運動を行っている時には、そのことについて誉めること。

十分に話し合い教育する

患者は、所見、診断、治療計画、その他の治療法、見通しについて説明を受けたいと感じており、治療計画を共に進めていくことを希望している。患者の問題への理解について、常に確認を行うこと。アドヒアランスの重要性（訳注3）、再発の予防について、生活習慣を好ましい状態に変えること、さまざまなリスクファクターに取り組むことなど、患者を教育すること。

総括

患者が言ったことを簡潔にまとめ、間違いがないか患者に確認する。このようにすると、患者は聞いてもらえた、理解されたと感じる。患者にとっての問題も明確にすることができる。

治療計画をまとめ、患者がそれを理解しているかどうかを確認する。

身体的検査

身体的検査を行おうとしているときには、患者にそのことを前もって知らせなければならない。どのように行おうとしているのかを説明し、患者に触れる前に了解をもらうこと。

洋服の上から患者の検査を行わないこと。洋服を脱がせる前には、患者から許可をもらうこと。可能な限り身体を露出させないように行い、身体的検査が終わると同時に患者に服を着せること。部分的にはだけた状態で、問診を再開しないこと。

患者の苦痛に対して、配慮を示すこと。不快な処置はできる限り繰り返さないこと。

診察の最後に

付け加えるべき情報がないか患者に確認したり、質問を促すこと。患者に感謝を伝えて診察を終えること。

不適切な行為・態度
- 約束の時間に遅れる
- 不適切な服装
- 患者に自己紹介をしない
- 横柄、配慮がない、不作法な態度
- 患者への説教
- 一度にたくさんの質問をする
    いかがですか？　気分はどうですか？　どのように感じられますか？
- 「はい」か「いいえ」という答えのみとなるクローズドな質問だけを行う
    気分の落ち込みを感じますか？
- クローズドな質問を行い、さらに答えを誘導するようなアプローチ
    悲しい気分ですか？　そうですよね？
- 患者に許可をもらわずに身体に触る
- 時期尚早に誤った安心感を与える
- 患者の話をさえぎる
- 重要な手掛かりを無視する
- ひとつの話題から他の話題へと突然変える

この本について

　この本は精神科の臨床場面で頻出する状況について記載したものである。それぞれの章は、目的、状況設定、チェックリストに始まり、推奨されるアプローチに続く。チェックリストには、基本的事項やポイントが示されている。理想的には、読者は「目的」「状況設定」で提供された情報を読んで、チェックリストに書かれた事項が思い浮かぶようにすべきである。「推奨されるアプローチ」は、模範的な会話例である。実際の会話は、特定のニーズや知識、問題の内容を反映して調整する必要がある。

　本来の診察で予想されるよりも多くの素材を含めたことにより、起こりうるさまざまな状況を網羅できるようにした。多くの章で、会話は完全な文として書かれている。一言一句を決して繰り返し練習するのではなく、ポイントのみを抽出し、他の人の問診の仕方を観察したり、どのようにするのが自分にとってもっとも効果的かをよく考えながら実践すること。さらに、ここに記されているすべての質問を行うのは逆効果であろう。

本書では、本文の会話文の記載にあたり、以下の略号が用いられている。
C： 臨床家、研修生
P： 患者
O： オンコールの指導医
R： 患者の家族
N： 検査科の医師
M： 内科の医師
S： 医学生、外科の医師

　この本は医学生、卒業後の精神科専修医も対象としており、さらに、現場にいる医師または他科の専門医も対象としている。精神保健に関わる臨床家の日常の仕事における備忘録としても有用であろう。

I. 気分障害の診察

Ⅰ. 気分障害の診察

1. うつ病の評価をする

目的
うつ病の患者とラポール（訳注1）を築き、うつ病の徴候と症状を聞き出し、うつ病の重症度の評価ができるようになる。

状況設定
内科医が気分の落ち込みを自覚する中年女性を紹介してきた。診断的評価を行い、うつ病の症状を聞き出すこと。

チェックリスト
- [ ] 気分：抑うつ気分、不安、易刺激性
- [ ] 身体的症状：睡眠、食欲、体重、気力、性欲、日内変動
- [ ] その他の症状：集中力、興味、アンヘドニア、自己評価、強迫症状
- [ ] 精神病症状
- [ ] 自殺リスク：絶望感、罪悪感、希死念慮、自殺の計画、準備、行動
- [ ] 期間、原因
- [ ] 影響、対処行動と援助
- [ ] 病識の有無
- [ ] 診断と治療の選択肢について話し合う
- [ ] 非言語の鍵を観察し、対処する

推奨されるアプローチ

気分
C：内科の先生があなたのご気分について心配されて、私に診察を依頼してきました。どんなご気分か教えてくださいますか？
　　それを言葉で表現していただけますか？
　　何か悪いことが起きた時に抱く感情と同じですか？
　　どのように違いますか？

泣いたりしたことはありましたか？
　　　毎日、同じように感じますか？
　　　1日のうちで一番ひどいのはいつですか？
　　　元気を出そうと思うことが、どれくらいつらいですか？
　　　自分自身のことについて、どれくらい不安を感じますか？
　　不安、パニック発作についての精神症状、身体的症状についてたずねる。
　　　最近、いつもよりイライラすることが多かったですか？
　　　自分の中で抑えていますか？
　　　それをどのように出しますか？

身体的症状
C： 最近の睡眠はいかがでしたか？
　　睡眠の状況について詳しく説明していただけますか？
　　寝つくまでにどれくらい時間がかかりますか？
　　一度寝つくと、朝までしっかり眠れますか？
　　朝起きる時間に変化はありましたか？
　　最近、食欲はいかがでしたか？
　　最近、体重は変化しましたか？　どれくらい変わりましたか？
　　最近、気力はどうでしたか？
　　どのようにあなたの生活に影響が出ていますか？
　　つかぬことをお聞きしますが、最近、性生活に何か変化はありましたか？
　　生理の周期に何か変化はありましたか？

その他の症状
C： ものごとをはっきりと考えられますか？
　　思考が混乱しやすくなったり、思考のスピードが遅くなりましたか？
　　最近の集中力はいかがですか？
　　テレビの番組を最初から最後までみることができますか？
　　記憶力はいかがでしたか？
　　普段の活動や趣味への関心について、教えていただけますか？
　　以前と同じように、ものごとを楽しめますか？
　　家族や友人と一緒にいることを楽しめますか？
　　いつ頃から、ものごとを心から楽しめなくなりましたか？
　　人から離れていたいと感じましたか？

1．うつ病の評価をする　　17

他の人と比べて自分自身をどう感じていますか？
　自分自身について、どれくらい自信がありますか？
　日常生活のようなちょっとしたことであっても、決断を下すのが大変ですか？
　考えないようにしようと思っていても、嫌な考えが頭に浮かんできてしまいますか？
　顔を洗ったり手洗いをすることに時間をかけますか？
　何度も何度もものごとを確認し続けなければならないですか？
　日常的な仕事にどれくらい取り組めていましたか？

精神病症状

　虚無感、心気症状、被害妄想、幻聴
C：体調はいかがですか？
　何かひどいことが起きたとか起きようとしていると感じますか？
　家族を救うために、何かをしなければならないと感じますか？
　1人でいる時に、誰かが話しかけてきますか？
　危害を加えようとしたり、あなたをおとしいれようとしたりする人がいますか？
　説明できないような不思議な体験をしたことがありますか？
　何か後悔していることがありますか？
　何か間違ったことをしたと感じますか？
　何らかのことで自分自身を責めますか？
　自分が罰を受けるに値すると感じますか？
　あなたの問題のことで、誰かを責めるようなことはありますか？

自殺リスク

C：将来について、どう感じていますか？
　生きる価値がないと感じたことがありますか？
　死んだほうがましだと感じますか？
　自分を傷つけるようなことをしてしまいそうですか？
　どのようなことをしてしまいそうですか？
　計画を立てたことはありますか？
　そのことについて、どれくらい考えてきましたか？
　何か準備をしましたか？

そのことを誰かに話しましたか？
　　行動に移すようなことがありましたか？

期間、原因、影響、対処行動
C：このように感じるのはどれくらい前からですか？
　　どのようなことがこれを引き起こしたのだと思いますか？
　　生活にどのように影響していますか？
　　このせいで仕事にも影響が出ていますか？
　　ご家族に影響がありましたか？
　　対処するためにどんな行動をしますか？
　　とても気分が悪いときには、アルコールを飲みすぎてしまう人もいます。あなたはどうですか？
　　何か援助を受けられそうですか？
　　家族や友人はいかがですか？
　　どのようなことがあなたに起こったのだと思いますか？
　　何か治療を受けましたか？
　　話し合っておいたほうがよいことが他にありますか？
　　問題はどのようなことだと思いますか？
　　それに対して私たちはどのようにすればよいと思いますか？

　　私の見立てでは、あなたはうつ病といわれる病気の状態にあるようです。うつ病の可能性について考えたことはありますか？
　　うつ病はよくみられる病気ですが、治療ができる病気です。
　　薬物治療と、さまざまな心理的治療を受けることで、うつ病を治療することができます。その前に、身体的検査と血液検査をする必要があります。うつ病とその治療について書かれたパンフレットをお渡しします。
　　今の説明を聞いて感じたことや、疑問に思うことはありますか？

I. 気分障害の診察

2. うつ病における否定的な認知について聞き出す

目的
うつ病の患者とラポールを築き、否定的な認知を聞き出せるようになる。

状況設定
うつ病にかかっている42歳の男性から、否定的な認知を聞き出すこと。この患者は結婚して2人の子供をもち、会計事務所で会計助手として働いている。評価目的のため、内科医より紹介された。

チェックリスト
☐ 導入
☐ 自己の否定的な認知
☐ 外界への否定的な認知
☐ 将来への否定的な認知
☐ 虚無妄想について考慮する
☐ 自殺リスクについて考慮する
☐ 総括

推奨されるアプローチ

C： 私は精神科医の_____です。最近、気分の落ち込みを感じられて、内科の先生からここを受診するように勧められたと理解していますが、いかがですか？
P： そうです。先生にあまりお時間を取らせたくなかったのですが、内科の先生が先生の診察を受けたほうがいいと考えたようです。
C： 最近、どのような状況だったか、お話しいただけますか？
P： 先生、最近すべてが混乱してしまっています。本当にひどい状況だと思います。眠れないし、以前のように働けないし、いつも気分がつらくて、子供

たちに大声を出してしまったり…。本当にひどい状況です。[外界/現在への否定的な認知]
C： とてもつらい状況のようですね。自分自身についてどのように感じるか、お話しいただけますか？
P： 正直にお話しすると、もう最悪です。何にもすることができません。私が何をしても、どんなに頑張って取り組んだとしても、いつもすべてがめちゃくちゃになってしまいます。人生を振り返るとずっと落伍者だったように感じますし、私はその程度のものだったんです。[自己への否定的な認知]
C： 自分自身が落伍者だとおっしゃいましたが、どうして自分自身を落伍者と考えておられるのですか？
P： 私はすることすべてを台無しにしてきました。何もせずにほとんどの時間ベッドに横になっていて、子供たちに責任は何もないのに子供たちに向かって大声を出してしまうこともあります。私はひどい人間です。妻はとてもいい女性で、私とは比べものになりません。[自己への否定的な認知]
C： ご家族があなたにそう言ったのですか？
P： いいえ、家族は私を愛していると言ってくれますが、私のことを愛してくれる人なんているわけがありません。[無価値感]
C： ご自宅でどのように感じているかを話していただきましたが、仕事や友人関係はどうかを教えてくださいますか？
P： はい、率直にお話しすると、私は解雇されようとしています。そのことで上司に文句を言おうとは思いません。しばらく仕事を休んでいますが、休職になる前も仕事をこなすことができず、問題ばかり起こしていました。責任のある立場にあるので、職場での仕事には本当に耐えられませんでした。
　友人ですが、彼らにはもう会いません。言うまでもありません。私のようにみじめな人間と一緒に時間を過ごしたいと思う人なんていません。だから、私は彼らと一緒に出かけるのをやめました。[自己と外界への否定的な認知]
C： あなたと一緒に仕事をしている人たちはどうですか？
P： ええ、職場の人たちはいつも礼儀正しく接してくれます。でも、私が職場からいなくなって、うれしいと思う人がほとんどだと思います。私は社交的な人間ではないので、彼らが正しいと思います。[自己と外界への否定的な認知]
C： あなたの説明から判断すると、とてもつらい毎日を過ごされており、そのつらさのせいで自分自身を責めているのではないかと心配しています。

P： 自分を責めるのは当然だと思います。私はずいぶん頑張ってきました。家族や友人に対して気をつけてきましたし、仕事も頑張ってきましたが、何もしていなかったも同然です。私は本当に弱い人間です。［自己への否定的な認知］

C： いろいろと自分自身を責められているようですが、うつ病のせいで自分自身を責めていらっしゃるのではないでしょうか。

P： 私がしてしまったことで、すべきでなかったことがあります。もう少し私が強い人間だったら、うつ病にはならなかったんじゃないでしょうか？ 私はいろいろなことをあきらめましたし、もうこれ以上、頑張ろうとも思いませんが、他の人に対しては申し訳ないと思います。［自責感］

C： ここ数ヶ月気分の落ち込みを感じ、自分自身、家族、仕事、友人関係についても同じように悲観的に感じられているのではないですか？ 気分が落ち込み始めたのはどれくらい前からですか？

P： いつもではありませんが、かなり長い間あるように思います。ずっとこんなふうだったと思います。［自己と過去への否定的な認知］

C： 今の時点では、いろいろなことがとてもつらいということですが、将来についてはどのように感じられますか？

P： 予想もつきません。

C： 状況が変化してよくなると思いますか？

P： 可能性はあると思いますが、でも先生、今の時点では状況は悪くなる一方のように思います。状況がよくなるとは到底考えられません。［将来への否定的な認知と絶望感］

C： いろいろな手段で対処すれば、見通しがよくなると思いませんか？

P： いいえ、先生。［絶望感］

C： あなたの周りの人が助けてくれるかもしれないですよね？

P： そうかもしれませんが、どうしてそう思うのですか？ 彼らが私を助けられるとは思いません。今ではもう、いろんな問題が助けてもらえる程度を超えてしまっています。［絶望感］

自殺のリスクを評価する（「p.233, 53. 自殺のリスクを評価する」を参照）。

総括

C： いろいろなことがとてもひどい状況だと感じて、つらい気分になっておられるようですね。落伍者のように感じたり、病気のことや、友人や家族、同僚に落胆させていることで自分を責めているようです。そしてものごとがよ

い方向に向かうとは考えられないようです。
　しかし、あなたはこうして私に会いに来て、どのように感じているかを説明することができました。私たちがあなたを援助できるかもしれない、解決できるかもしれない、と感じますか？
P： わかってくれる人に話せたことは少し安心しました。［背景にある絶望感を確認する］
C： 少し時間がかかるかもしれませんが、回復できるように希望をもって最善の方法を考えていきたいと思います。
P： わかりました。
C： またお会いして、詳しくご相談していきましょう。
　　何か質問はありますか？
　　何か話しておいたほうがよいことが他にありますか？
P： いいえ、先生。私の話に耳を傾けてくださりありがとうございました。先生の助けに本当に感謝します。

Ⅰ. 気分障害の診察

3. 悲哀の症状を聞き出す

目的
　最近、家族に先立たれた人とラポールを築き、悲哀の症状を聞き出し、うつ病の症状を除外できるようになる。

状況設定
　3ヶ月前に交通事故で息子を亡くした60歳男性に気分の落ち込みがみられ、内科医が紹介してきた。悲哀の症状を聞き出すこと。うつ病性障害の可能性を考慮すること。

チェックリスト
☐ 共感的な態度
☐ 喪失
☐ 反応－正常な悲哀か、病的な悲哀の徴候かを調べる
☐ 抑うつ症状を除外する
☐ 危険因子
☐ 支援
☐ 説明

推奨されるアプローチ

喪失
　その状況、期間、親密な関係、両価性、依存などについてたずねる。
C：内科の先生があなたを心配されて、診察を依頼されました。最近、息子さんを亡くされたそうですね。本当にお気の毒でした。このことについてお話しいただくことは可能ですか？
　このことはどれくらい前に起きましたか？
　息子さんはどのようにして亡くなられたのですか？

おいくつでしたか？
　息子さんとはどのように関わっていましたか？
　今までに起きたことの中で、あなたにとって最悪の出来事だったのではないかと思います。
　誰かを責めたりしていませんか？

反応
　正常な喪失反応：悲哀の程度、怒り、喪失を思い起こされるものに直面した時の不安、短時間の幻覚、身体症状、特有の罪悪感、自我同一性に関連する行動、受容、墓参りなど。

　病的な喪失反応：喪失反応の欠如、遅発、遷延；亡くした人との過度の同一化／理想化、体重減少、著しい否認、回避、自己信頼感

　健康に関連した行動：過度の喫煙、飲酒
　歪曲した悲哀は、抑うつ症状というよりも、程度における異常さ（敵意の著しさ、活動亢進、退行など）や、経過における異常さ（死亡原因となった病気の身体的症状など）などで明らかになることがあり、これらがないかどうか確認する。
C：息子さんの死は、あなたにどのように影響を及ぼしましたか？
　　そのことについて、今どのように感じていますか？
　　息子さんを亡くしたこと（喪失）を受け入れられていると思いますか？
　　怒りの感情がわきますか？
　　息子さんのことを思い出すと、怒りがこみあげてきますか？
　　自分を責めていませんか？
　　罪悪感がありますか？
　　どのような罪悪感がありますか？
　　どれくらいの頻度で息子さんのお墓参りに行きますか？
　　路上で見知らぬ人を息子さんと間違えることがありますか？
　　息子さんがあなたの近くにいるかのように時々感じますか？
　　身近な人が亡くなった時、その人がまだ生きているかのように、部屋や所有物をそのままにしておくことがあります。あなたの場合はどうですか？
　　もし亡くなった人についての存在感、錯覚、幻覚などを有していたら、それらは正常な悲哀の反応としてめずらしいことではないと説明し、安心させるこ

と。

うつ病

　死から1ヶ月以上続く精神運動制止、全般的な罪悪感、無価値感、希死念慮、精神病症状、重篤な機能障害、絶望感、死者のところへ行きたいという思いについて確認する。

　DSM-Ⅳでは、最初の2週間に、重篤な機能障害、無価値感、希死念慮、精神運動制止、精神病症状がみられた場合のみ、うつ病と診断するよう記述している。

　精神科の病歴と薬物治療についてたずねる。

危険因子

　危険因子：予期していない時に突然、喪失が起きること、潜在的な非難の意識、過失によって起きること、さまざまな喪失が重なること、もともと身体的問題／精神的問題が存在すること、社会的・経済的地位が低いこと、社会支援の欠如

C：最近、体調はいかがでしたか？
　　病気のぶり返しが最近ありましたか？
　　どのように過ごしていますか？
　　仕事に戻られましたか？
　　仕事にどのような影響を与えていますか？
　　最近いつもよりタバコの本数が増えたり、アルコールの量が増えたりしましたか？

支援

C：家族や友人について話してください。
　　奥さんやその他の家族とは、最近のこの大変な出来事についてどのように対処していますか？
　　あなたは家族や友人と、息子さんの死について話し合うことができますか？
　　同じような経験をした人とお会いしましたか？
　　彼らと話をすることが症状の改善に役に立つと思いますか？
　　どのような援助を受けてきましたか？
　　仕事仲間や友人と連絡を取り合っていますか？
　　問題を抱えていて、支援が必要と思いますか？

説明：3つの選択肢

1. つらい出来事に対する正常な心理的反応の過程にあると思います。あなたの置かれた状況では、どんな人でも同じような気持ちを感じるでしょう。精神的な病気ではありません。時間とともに、だんだん気分は改善していくと思います。周りからの支援を受けられれば、よりうまく乗り切ることができます。
2. 喪失をまだ受け入れることができていないように思えます。喪失体験があなたにとてもひどい影響を与えているようです。カウンセリングを受けたり、あなたが体験していることをよく理解してくれる人と話したりすることが、役に立つのではないかと思います。
3. あなたの悲しい気分は、残念ですがうつ病の状態に進行したのではないかと思います。この病気は多くの人がかかることのある病気です。悲しみに対するカウンセリングと、うつ病に対する治療を受けることが必要です。心理療法や薬物療法、あるいは両方が必要です。これらの治療を受けることで、うつ病や悲しみから、うまく回復することができるでしょう。

C： 順調に経過しているかを確認するために、1ヶ月後にもう一度お会いしたいと思います。よろしいですか？
　その前にお会いする必要があれば、喜んでお会いします。
　他に何か話しておきたいことはありますか？
　内科の先生にお返事を書いておきます。
　もしご希望でしたら、私たちが話し合ったことについて、ご家族にもお話ししたいと思います。

I. 気分障害の診察

4. 抗うつ薬治療について説明する

目的

反復性うつ病性障害の患者とラポールを築き、抗うつ薬治療について説明できるようになる。

状況設定

3年間の反復性うつ病性障害の病歴がある22歳の未婚の母親に対して抗うつ薬治療について説明する。服薬の中断による再発の直後で、現在の交際相手との間に子供をもちたいと希望している。薬物治療をやめることについて相談を希望している。

チェックリスト

- [ ] 共感的な態度
- [ ] うつ病について説明する
- [ ] 薬物治療の必要性を説明する
- [ ] 作用機序について説明する
- [ ] 妊娠と授乳について話し合う
- [ ] 副作用について説明する
- [ ] 薬物治療を継続する期間

推奨されるアプローチ

C: 薬物治療について話し合いを希望されているとうかがっていますが、どうされましたか？

P: はい、そうです。最初にお聞きしたいのは、私がうつ病になったのは私たちが生活で抱えていた精神的負担のせいなのですか？

C: もちろん、過去に起きた悪いことや、現在起きている負担がうつ状態を引き起こすことはよくありますが、同じような状況があったとしてもうつ状態にならない人もいますし、なりやすい人もいます。

P： 本当に薬を飲む必要があるんですか？ 友人は、私がしっかりすれば薬なんかいらないと言います。

C： それはよい質問ですね。この問題は、単なる悲しい気分とうつ病であることの違いです。私たちはみな落ち込んだりがっかりすることがあります。そういった気分は、通常は長く続かず、やらなければいけないことをするように促してくれることもあるかもしれません。もちろん、このように日常生活の一部として起きる時には、薬物治療を行う必要はありません。

　一方で、うつ病と呼ばれる病気の時は、まったく異なります。うつ病では、気分が落ち込んだり、追い詰められたり、絶望感を抱いたり、罪悪感や自殺までも考えることがあります。うつ病は、その人の集中力、意欲、生活を楽しもうとする能力にも影響を与えます。うつ病は、不眠、食欲低下、体重減少、倦怠感、性欲の低下などの身体症状も引き起こします。これらは気を強くもって振り払おうとしても振り払えないものです。しっかりしようと思ってもできないし、頑張ろうと思ってできるわけでもありません。治療を受けなければ、その状態が1ヶ月以上続いたり、それ以上続くこともあります。

P： 薬物治療によってよくなるのですか？

C： うつ病の方の10人に7人は抗うつ薬治療によってよくなります。その他にも回復に役立ち、再発の可能性を減らせるような方法があります。例えば、誰か相談できる人をみつける、定期的に運動をする、アルコールを飲み過ぎないようにする、十分な食事をとる、自分自身で気分転換をする方法などを身につけることで、再発の可能性を減らせることがあります。

P： どうして薬物治療でよくなったのに、症状がまた出てきてしまうんですか？

C： あなたの場合、症状がよくなってまもなく薬物治療をやめると再燃してしまうようです。症状がよくなった後も、薬による治療を1年程度続けることで、うつの再燃を抑えることができます。重症うつ病を何度も何度も繰り返す患者さんもいます。よくなったとしても、うつが再燃するのを防ぐために数年間にわたって抗うつ薬治療を続ける必要があるかもしれません。

P： 薬はどのように作用するんですか？

C： うつになった時は、脳内のある化学物質が適切に働いていません。抗うつ薬はこれらの化学物質の伝達を正常化し、そして落ち込んだ気分を持ち上げてくれます。症状が完全によくなるまでに2～6週間、もしくはそれ以上かかります。完全な効果を得るために、この期間毎日きちんと抗うつ薬を飲み

続けることがとても大事です。
P： 私の友人は、子供の頃、おもらしに対して抗うつ薬を飲んだと言っています。抗うつ薬は他の病気の治療に使われるんですか？
C： 抗うつ薬は、他のいくつかの病気の治療においても有効で、不安障害、パニック発作、強迫症状、慢性疼痛、摂食障害、PTSDなどにも効果があります。
P： 私たちはもう1人子供を産みたいと考えています。妊娠した時も抗うつ薬を飲まなければならないのですか？
C： 妊娠を計画するのは、回復後しばらくたって、症状が安定してからのほうがいいと思います。
　　　妊娠の最初の3ヶ月は、母体の薬物治療がもっとも胎児に影響を与えやすいからです。したがって、この期間にはすべての薬剤を避けるほうが好ましいと言われています。しかし、患者さんによってはメリットとデメリットをはかりにかける必要があります。お母さんのうつ病が重症で、安全上の問題が懸念されれば、薬物治療を中断すべきではないかもしれません。ただし、この場合には胎児奇形などの可能性が若干高くなると指摘されている抗うつ薬もあります。これまでのところ、妊娠期の投薬とそのリスクについて、アメリカやオーストラリアのガイドラインなどがありますが、多くの抗うつ薬は「危険性を否定することができない」とされています。つまり、基本的には抗うつ薬は使用注意とされており、禁忌とはされていません。妊娠期に抗うつ薬治療を行うことの安全性に関してはまだ議論があるところです。古い世代の抗うつ薬を用いるほうがより安全という報告もあります。
P： 授乳に関してはどうですか？
C： 母乳からはごく少量の抗うつ薬のみしか胎児には移行しませんし、数週後以降の出産児では、腎臓、肝臓がとてもよく機能しています。薬物を代謝して、正常な経路で排泄することができます。出産児へのリスクはとても小さいですが、出産後の子供への影響を考えると、薬物治療を続けるべきか、一時的に中断するか、あるいは授乳をやめるか、あらためてよく相談する必要があります。授乳によるあらゆる利点を考えると、抗うつ薬を飲んでいても授乳を行うほうがよいと考えている治療者もいるようです。
P： 薬に依存するようになりませんか？
C： それについてはまったく心配ありません。抗うつ薬は睡眠薬のような薬とは異なります。薬に対する耐性ができて、薬がどんどん増えるということはありませんし、依存状態にもなりません。ただ抗うつ薬をやめる時は、急に

薬をやめるよりも、徐々に減らしてからやめるほうが安全です。
P： 私の父は、年をとった時に抗うつ薬を飲んでいました。父は尿が出にくくなって困っていました。どんな副作用に気をつければいいですか？
C： 日本で1990年代後半までよく使われていた抗うつ薬では、ひどい副作用がいくつかあり、特に高齢者ではそれが目立っていました。例えば、三環系抗うつ薬と呼ばれる古いタイプの抗うつ薬は、視野がぼやけたり、口が渇いたり、便秘、排尿障害、倦怠感、血圧低下による虚脱感などが起きることがあります。
　　最近では、私たちは新しい抗うつ薬を選ぶことが多く、特に中高年ではそうです。もっとも一般的に使われるのはSSRIという種類の抗うつ薬です。ただ、SSRIにも副作用はあり、薬剤によって差もありますが、忍容性においてはかなり優れています。
P： 薬を飲んでいる時でも運転はできますか？
C： それには2つの問題があります。まず、うつ病そのもののせいで、運転が安全ではなくなります。次に、薬物治療、古い世代の三環系抗うつ薬の話に戻りますが、鎮静や視野がぼやけることで運転が困難になりやすいのです。ほとんどの新しい抗うつ薬では、これは問題にはなりません。
P： 抗うつ薬が性の問題を起こすと聞いたことがあります。
C： 再びここでも2つの側面があります。まず、うつ病そのものが性欲の低下、オルガスムの障害のように性機能障害を引き起こすことがあります。抗うつ薬も、同様の問題を引き起こすことがあります。しかし、量を減らしたり、他の薬へと変更したりすることによってこの問題を解決できることが多いです。
P： このことを家族と話し合ってもいいですか？
C： もちろんご家族や友人、主治医と話し合うことはとてもよいことだと思います。抗うつ薬についてのパンフレットをお渡しします。もしもう一度診察をご希望でしたら、お1人でもご家族と一緒でも構いませんから、次の予約を入れてください。近いうちに、受け持ちの先生にもお返事を書いてお伝えしておきます。
　　その他に話し合っておいたほうがよいことはありますか？
P： いいえ、ありません。ありがとうございました。

I. 気分障害の診察

5. うつ病のリチウムによる増強療法について説明する

目的

抗うつ薬治療でのリチウム増強療法について説明できるようになる。

状況設定

大うつ病の再発がみられた35歳の女性を診察している。これまでの経過では、SSRIに反応を示さなかった。次に三環系抗うつ薬のノルトリプチリン150mgの服用を6週間行ったものの、わずかな改善しかみられず、過鎮静、便秘、口渇といった副作用が出現している。治療アドヒアランス（訳注3）は保たれていた。精神科担当医は、リチウムによる増強療法を提案した。この患者には双極性障害の治療でリチウムを服用している友人がいる。リチウム増強療法について、話し合いを求められている。

チェックリスト

- [ ] コミュニケーションを十分にとる
- [ ] 機序を説明する
- [ ] その他の選択肢を説明する
- [ ] 血中濃度モニタリングについて話す
- [ ] 副作用について話す
- [ ] 中毒反応について話す
- [ ] 治療の期間を説明する

注記：リチウムを、気分症状に対する予防薬として用いるのではなく、ここでは抗うつ薬の効果を増強するために用いることをあらためて確認する。

推奨されるアプローチ

診察の目的を説明する。

P： リチウムは躁うつ病に対してだけ使うものだと思っていました。私は躁うつ病だということですか？

C： いいえ、そうではありません。おっしゃる通り、リチウムは躁うつ病、専門的な言葉では双極性障害と言いますが、その病気に対して用いることがほとんどで、気分安定薬として作用します。リチウムは、躁状態やうつ状態になるのを予防します。

　リチウムは単極性うつ病（または躁状態を伴わないうつ病）の反復性エピソードの患者さんの再発を予防することにも有効です。

　その他の使用法で重要なのは、抗うつ薬単独で十分に効果が出ない際に、うつ病そのものを改善させるためにも有効という点です。そのような人たちの約50％にリチウムが有効です。

P： 他にできることはありませんか？

C： そうですね、その他の抗うつ薬を試してみることも可能ですが、あなたの過去の治療では、SSRIではあまり改善しませんでした。今の抗うつ薬を中止して、新しい薬を始めてみることもできますが、それには時間がかかりますし、新しい薬に反応するかどうかもわかりません。それ以外の選択肢としては、うつ状態になっている時の考え方や行動を振り返れるように、そしてそれらを変化させられるように、認知行動療法を行う選択肢もありますが、それも時間がかかりますし、今は順番待ちの状態です。私はリチウムを追加するのが、今の時点では一番よい方法と思います。どう思いますか？

P： でも、毒性がとても強いんじゃないですか？

C： おっしゃる通り毒性をもつことがありますが、過量服薬をした時か、かなり高用量を飲んでいる場合に限られます。ですから、服薬が適切な量かどうかを確認するために、血中濃度を調べながら調整していきます（訳注4）。リチウム治療を始める際には、少ない用量から始め、1週間後に血液の中の濃度をチェックし、必要な量に調整します。

P： どれくらいの頻度で血液検査を受けないといけないのですか？

C： リチウム治療を始める前に、甲状腺機能、腎機能を調べるために、血液検査をする必要があります。甲状腺の機能を確認しなければいけないのは、リチウムがしばしば甲状腺機能に影響を及ぼすことがあるためで、甲状腺機能の亢進が使用の前から起きていないかどうか確認しておきたいと思います。その後は、甲状腺が正常に機能しているかどうかを調べるため、1年に1回検査します。腎機能を調べるのは、リチウムが腎臓を介して身体から排出されるためですが、そのために腎臓に問題がないか確認したいと思います。6

〜12ヶ月おきに検査を行います。開始当初はリチウムの濃度をこまめに確認する必要があり、最初の数週間は通常は毎週行います。その後は、量を変えたり、血中濃度が高くなっていないか心配された時に検査を行いますが、それ以外は4〜6ヶ月おきに検査をすれば問題ありません。

P： 正直なところまだ少し心配なんですが…。どんな副作用が起きますか？

C： 血中濃度が正常な限りは、多くの人では副作用を認めることはありません。多くみられる副作用としては、細かい手のふるえ、軽い胃の不快感、倦怠感、口の中で金属の味がしたり、水をたくさん飲んで普段より尿が多く出たりすることがあります。リチウムで体重が増えることもあります。

P： 血中濃度が高くなっていないか、どうすればわかりますか？

C： もし血中濃度が異常に高い場合には、すでに起きている副作用がひどくなったり、新たな副作用が出て気づくことができます。ですから、ふるえ、下痢、嘔吐、歩行の不安定さ、話しにくさに注意してください。もしそれらが起きたら、リチウムを飲むのをやめて、水をたくさん飲んでください。リチウムを再開する前に、血中濃度を確認するため、血液検査を行う必要があります。

P： どれくらいの期間、飲み続けないといけませんか？

C： どれくらいと一概には言えませんが、よくなってから最低6ヶ月は飲んでください。その時点で症状が安定していれば、減量が可能になります。

I. 気分障害の診察

6. 当直中に精神科の指導医に相談する

目的

当直時間帯に退院を希望する患者の管理について考慮し、精神科の指導医と今後の方針について話し合えるようになる。

状況設定

あなたは後期研修医で、金曜の夜に当直をしている。双極性障害の25歳男性が、気分安定薬（リチウム）のノンアドヒアランス（訳注3）のために、躁状態の再発をきたし、日中に任意入院した。彼には危険運転や、家族への暴力、前回入院での看護師への暴行の既往がある。午後8時になり、患者は攻撃的で興奮した状態となり、病気ではないから退院させて欲しいと言っていると看護師から連絡を受けた。アセスメントを行うと、この患者は興奮状態にあり、誇大念慮がみられた。患者の管理計画を立て、電話でオンコールの精神科医（精神保健指定医）の承認を得ること。

チェックリスト

- [ ] 病歴、診断、現在の薬物治療、過去の精神科的既往歴
- [ ] 精神状態を評価し、現在の病院治療の必要性を評価する
- [ ] リスク評価：患者へのリスク、スタッフや他者へのリスク
- [ ] 患者の管理計画を立てる
- [ ] 精神保健福祉法に留意する
- [ ] 緊急時の管理計画
- [ ] 任意入院から医療保護入院への入院形態変更を考慮する
- [ ] オンコールの精神科医と話し合う

推奨されるアプローチ

C： こんばんは。私は当直の研修医の＿＿＿＿です。夜分に申し訳ありません。先生はオンコールの担当とうかがいました。ある患者のことで、先生とご相

談させていただけませんでしょうか？
O：どうして日勤の医師に連絡しなかったのですか？ 月曜まで待てない状況ですか？
C：先生、申し訳ありません。問題がちょうど今、起きたばかりで、危険でそのままにしてはいけないと判断しました。
O：そうですか、手短かに話してください。
C：Aさんという名前の患者で、双極性障害の既往のある25歳男性です。今日の昼間にまだ躁状態がひどくなかった時に入院しました。今、Aさんは「退院する」と言って離院しようとしています。
O：今回は医療保護入院で入院したのですか？
C：いいえ、今日の昼間に任意入院として入院しました。
O：患者の病歴についてわかっていることは？
C：双極性障害の長い病歴のある患者です。Aさんが気分安定薬をきちんと飲んでいないことは明らかで、躁状態の再発がみられています。
O：もし退院させるとどうなりそうですか？
C：危険運転と家族への暴行、看護スタッフへの暴行の既往があるので、こうしたことが懸念されます。
O：今の精神状態は？
C：とても攻撃的で、ひどい興奮状態です。誇大妄想と被害念慮がみられます。退院させろと脅迫していて、看護師はAさんの行動にとてもおびえています。
O：治療記録を調べてみましたか？
C：はい、5年間の双極性障害の既往があります。再発は、薬物へのノンアドヒアランスによるものです。病状が悪化すると暴力行動をとるという病歴のようです。
O：医療保護入院や措置入院になったことは？
C：今までのすべての入院は精神保健福祉法による医療保護入院です。
O：今回はどうして任意入院をとったのですか？
C：入院した時には躁状態はまだそれほどひどくなく、入院に同意していました。
O：なるほど。受けている薬物治療は？
C：リチウムによる治療を受けていましたが、今は抗精神病薬のハロペリドールのみ処方されています。入院してから、経口薬はすべて拒否しています。
O：先生はどうするのがよいと思いますか？ 何か方針はありますか？

C： 退院させるのはとても危険ですから、任意入院から医療保護入院への入院形態変更が必要です。入院継続が必要と考えられます。
O： それは先生でできますか？
C： いいえ、私は精神保健指定医ではありませんから、申し訳ありませんがご足労いただけませんでしょうか？
O： 今から病院に向かいますが、それまでに先生がしておくことは？
C： 保護者である家族に連絡して状況を説明し、入院の継続が必要であること、医療保護入院への切り替えが必要なことをお話しして、文書で同意を得るためにただちに来院してもらいます。
O： それでよさそうですね。その次は？
C： 先生と保護者が到着するまで、患者を注意深く観察し、到着するまでAさんに待つよう説明します。
O： ちなみに精神保健福祉法第32条の何項入院？
C： 以前に医療保護入院をされていて、家庭裁判所での保護者の選任の手続きはすでに行っていると思われますから1項入院だと思います。
O： そうですね。そのほかに問題は？
C： 大丈夫です。ありがとうございました。ではよろしくお願いします。

I. 気分障害の診察

7. 躁病の症状を聞き出す

目的

患者とラポールを築き、診察の枠組みが崩れないようにしながら躁状態の症状を聞き出せるようになる。

状況設定

救急外来より40歳男性の診察を依頼された。救急外来の看護師長は、患者の易刺激性や興奮状態に懸念を抱いている。患者の躁状態の症状を評価すること。

チェックリスト

- [ ] 落ち着いて丁寧に接する
- [ ] 面接の枠組みを維持する
- [ ] 躁状態の評価に焦点をおく
- [ ] 気分－高揚感、易刺激性の有無
- [ ] 気力、睡眠、食欲、性欲の変化
- [ ] 興味の変化
- [ ] 誇大妄想の有無
- [ ] その他の精神病的な特徴を伴う症状の有無
- [ ] 思考の速さ
- [ ] 衝動性
- [ ] 社会生活での過活動の有無
- [ ] 判断力と病識の有無

推奨されるアプローチ

　　　診察のはじめのある程度の時間は、患者の言葉をさえぎらずに、自由に話をしてもらうとよいかもしれない。早期に患者の話をさえぎると、余計に話そうとしてしまうことがある。したがって、自然な間をあけるべきである。どんな

テーマが話題になるか注意深く観察すること。患者の言葉を、繰り返したり、整理したり、言い換えながら、患者の話をまとめる機会をつかむこと。

　もし患者が話題から脱線したら、手際よく元の話題に戻すこと。もし患者に談話心迫や観念奔逸がみられたら、丁寧かつ明瞭に話に切り込み、クローズドな質問に持ち込むこと。特に、患者が過剰に話したがる場合には、普段よりもクローズドな質問を多く用いること。

　直面化（訳注2）を避けること。欲求不満や怒りの感情、もどかしさを抑えること。もし患者が怒りだしたり興奮したら、この点にうまく気づかせて安心感を与えること。

C： あなたは今とても感情的になっておられますね。私に何か手助けできることがあるか、教えてください。
　　たくさんのことを話してくださり、ありがとうございます。状況を把握するためにいくつか質問をしなければいけませんが、話せる時間が限られています。こちらの質問を終えてから、あなたのお話を再度うかがいます。

気分

気分高揚感

C： ご気分はいかがですか？
　　どのようなご様子か、言葉で表現していただけますか？
　　とても楽しく感じたり、ハイな気分ですか？
　　世界の頂点にいるような感じがしますか？
　　気分が沈むことはありますか？

易刺激性

C： どのように人付き合いをしていますか？
　　周りの人はあなたを怒らせますか？
　　短気を起こしやすいですか？
　　イライラ感や怒りを感じますか？
　　誰かがあなたをイライラさせると、あなたはどのようになりますか？

生理的な状況

気力

C： 気力の強さはどれくらいですか？
　　ここ数日、疲れたと感じましたか？

あらゆることがスピードアップしましたか？
　最近、普段と比べてハードに働いていましたか？

睡眠
C：最近の睡眠の状況はいかがですか？
　あまり寝なくてもいいと感じますか？

食欲
C：最近の食欲はいかがですか？
　最近、体重が減りましたか？
　洋服が大きくなったように感じますか？

性欲
C：つかぬことをお聞きしますが、最近、性的なことへの関心はいかがでしたか？

興味
C：あなたが興味をもっていることについて、話していただけますか？
　最近、新しい関心事をみつけましたか？
　何か新しい約束を引き受けましたか？

誇大性
C：他の人と比べて、自分自身をどのように感じていますか？
　普段よりも、自信にあふれているような気がしますか？
　他の人がもっていないような特別な能力や力をもっていますか？
　あなたの人生には、特別な目標や役割がありますか？
　何か特別な計画がありますか？
　自分が特別に選ばれた存在だと感じますか？
　自分の将来がどのようになると思い描いていますか？

その他の精神病的な特徴を伴う症状
　被害妄想や関係妄想、幻聴、幻視などについてたずねる。

思考のスピード

C： 最近、考え方に何か変化はありましたか？
　　思考が速くなったと思いますか？
　　頭の中で、考えが走り回るような感じがしますか？
　　普段よりアイディアがよく浮かびますか？
　　自分が取り組むことができる以上のアイディアが浮かびますか？
　　ものごとの進み方が、遅すぎるように感じますか？

衝動性

C： たくさん買い物をしましたか？
　　最近、警察沙汰になるような問題が起きましたか？
　　普段よりアルコールをたくさん飲んでいましたか？
　　つかぬことをお聞きしますが、最近、非合法な薬物を使用していましたか？

社会活動

C： 最近、新しい友人を作りましたか？
　　普段より電話の回数が増えましたか？
　　いろいろな人にメールを送ったりしましたか？

判断力と病識

C： ご家族はあなたのことを心配していますか？
　　最近、自分がしたことで、後悔していることがありますか？
　　最近、あなたをめぐる状況が以前とは異なるようになっていることについては、何か理由があったのでしょうか？
　　普段のあなたはこのようではないと言われて、納得できますか？
　　あなたがこのようになっているのは病気だから、と言われたら、どのように思いますか？
　　休養を少しとって治療を受けると、普段の自分を取り戻せると思います。それを聞いてどのように感じますか？
　　私にお手伝いできることがありますか？

診察の総括

C： 普段では考えられないほど、ご自分の調子がいいと感じておられたようで

す。そして普段よりイライラしやすくなっていたようです。睡眠がとれなくなり、身の回りのことを的確に行うことができなくなってきています。思考のスピードも速くなっています。いつもはしないようなことを経験したり、いろいろなことをしてきました。普段よりもたくさんお金を使ったり、アルコールを多量に飲んでいらっしゃいます。トラブルにも巻き込まれやすくなっているようです。今のあなたにとって私たちの考えを理解するのは難しいかもしれませんが、私たちは、あなたの具合が悪いと心配しており、休養や治療を受けることが必要だと感じます。

Ⅰ. 気分障害の診察

8. 双極性障害の治療について説明する

目的
患者とのラポールを築き、双極性障害の治療と見通しについて説明する。

状況設定
初回エピソードの重症躁病から回復したばかりの30歳既婚女性が、退院の準備段階にある。現在、リチウム800mgの投与を受けている。病気の経過、治療、見通しについて、話し合いを希望している。彼女は、妊娠を希望している。

チェックリスト
- ☐ 知識と姿勢について検討する
- ☐ 治療と見通しについて説明する
- ☐ 決断を援助する
- ☐ 短期的計画と長期的計画をたてる
- ☐ その他の情報源を教える

推奨されるアプローチ

C： ご自分の病気と治療について、話し合いを希望されているとうかがっています。

P： ええ、そうです。

C： 自分の病気をよく知れば知るほどよい方向に向かうので、それはよいことだと思います。私がお話をするというよりも、聞きたいことを自由に聞いていただきたいと思いますから、何か聞きたいことがあれば気になさらずに質問してください。

P： 診断について、詳しく教えていただけますか？

C： 以前に話し合ったように、あなたは躁病の症状を経験しました。まず、躁状態についての説明から始めるべきですね。躁病のよいところは、通常は病

気の期間が短いことで、治療を行うとあなたも経験されたように、2ヶ月ほどで改善を期待できます。将来の見通しについて何か知っていますか？
P： 躁状態がまた戻ってくるので、今後ずっと治療を受ける必要があると聞きました。
C： そうですね、また戻ってくる、という部分は正しいのですが、時に、形を変えて戻ってくることがあります。躁病になった人は、再度、躁病のエピソードになることもありますが、うつ病という別の病気になることもあります。
　今までうつ状態になったことはありますか？
P： いいえ、ありません。でも、私の姉が1人目の子供を産んで退院してから、うつ病になってとても苦しんだ時期があるようです。回復までにかなり時間がかかりました。
C： ではうつ病については、すでにかなりご存知ですね。躁病とうつ病は強く関連していて、同じ人にこの病気が起きることを、躁うつ病と言います。躁状態とうつ状態の2つの相があるので、双極性障害とも呼びます。
　躁状態またはうつ状態のエピソードが再び起きる可能性はどれくらいか知っていますか？
P： 半々くらいと聞いたことがあります。
C： 翌年かその次の年に、躁状態かうつ状態になる可能性を考えているのなら、おっしゃる通りです。どちらの50％にあなたが属すかはわかりません。長い期間でみれば、ほとんどの人が別の時期にうつ病や躁病を経験します。このことを知っておくと、あなたや周りの人が早期発見できるようになるのではないかと思います。
P： 再発を予防するために、治療を続けることは大事ですか？
C： 躁状態のエピソードをしっかりと抑えるために、今後数ヶ月間は治療を続けることがもちろん大事です。
　病気の再発を予防するために、さらに長い期間、治療を続けるかどうかという判断をするのは、とても難しいですが重要なことです。そのことについて考えたことはありますか？
P： もう若くないですし、子供を産みたいと思っています。でも、妊娠している時に薬を飲むと、赤ちゃんに影響があるのですよね？
C： おっしゃる通りで、リチウムに関しては特にそうです。リチウムをはじめとする気分安定薬を飲んでいる時には、妊娠すべきではありません。失礼ですが、いま、避妊をしていますか？

P： ええ。

C： それはいいことですね。では、リチウムについてはもう少し話し合ったほうがいいかもしれませんね。リチウム治療について、何か聞いたことはありますか？

P： 腎機能やホルモンにひどい影響を与えると言っている人がいますが、リチウムを信頼している人もいるようですね。

C： そうですね、まず、問題点から話しましょう。治療効果がみられる血中濃度のレベルが、腎機能障害を含む身体的な障害を起こすレベルの半分なので、注意深くリチウムを服用しなければならないのは確かです。そのため、リチウムの血中濃度が適切かどうかを確かめるために、定期的な血液検査が必要です。リチウムのすべてが腎臓から排出されるので、定期的に血液検査をすることで、腎機能に問題がないかを確かめる必要があります。定期的に確認しなければならない血液検査は、ホルモンを産生する甲状腺の検査です。リチウム濃度が適切でも甲状腺に影響が出ることがあるので、注意して監視していかなければなりません。

P： こんな問題があると聞くと、リチウムを飲むのが怖くなってしまいますね。

C： この薬を使用するのは、躁うつ病の再発をおさえる上で、もっとも効果があるからです。3人に1人の割合で、リチウムは生活に確実によい変化を起こし、重い病気が再発するのをしっかりと予防します。3人に1人は、リチウムは有効ですが、十分な効果はありません。当然のことながら、あまり効果を発揮しない人もいます。リチウムを突然やめると、躁状態が再発してしまうのが一番の問題です。そのことについて誰かから聞いたことがありますか？

P： ええ、病棟で話を聞きました。そうはなりたくないと思うので安心してください。定期的な血液検査はしてくださるのですよね。

C： 血液検査をしていたとしても、身体的に問題がないかどうか、特に、高濃度になりすぎている時のサインの吐き気や下痢には注意する必要があり、その時にはすぐに診察を受ける必要があります。リチウムについてのパンフレットがあるので、それを読んでおくことも必要です。

　　治療が今後どのように進んでいくかという話に戻りますが、改善した状態を続けるために、いずれにせよ今後数ヶ月間以上は治療を続けていただけますか？

P： ええ、続けていきますが、赤ちゃんを産みたいので、長くは続けたくあり

ません。
C: 妊娠が躁状態のエピソードの引き金となることは知っていましたか？
P: いいえ。どれくらいの確率ですか？
C: 躁うつ病にかかった人の3人に1人が出産後に再発をする、という確率です。もし、よろしければご主人も一緒に話し合えるとよろしいかと思います。

　長期の治療を考える上で、役に立つ話し合いになったならよかったと思います。しばらくの間、治療を継続し、外来でかかりつけ医と相談していくことに了解していただけましたね。自助グループなどの組織に参加したり、保健所の活動などに参加したりして、躁うつ病についての理解を深めることをお勧めします。再発予防に向けた治療を行う中で、長期的で大事な決断をする際に正しい判断ができるようになると思います。同じような問題を抱えている人と知り合うことができるので、どれくらいのアルコールを飲んでいいのか、その他の薬を飲む必要があるかなど、躁うつ病へ影響を与えるような生活習慣についても気づくことがあるかもしれません。

I. 気分障害の診察

9. うつ病と認知症を鑑別する

目的

うつ病と認知症の臨床的徴候、特にそれらを鑑別するために必要な徴候を、共感的な態度で丁寧かつ細やかに聞き出せるようになる。

状況設定

高齢女性が診断的評価を受けるために紹介されてきた。この患者は自分が認知症ではないかと心配している。認知症、またはうつ病に罹患していないかどうか、診断を下すよう求められている。病歴を聴取し、評価の一環として精神機能検査を行うこと。

チェックリスト

- ☐ 共感
- ☐ ラポールの構築
- ☐ うつ病の症状
- ☐ 認知症の症状
- ☐ 過去の精神科的既往
- ☐ 過去の身体的既往
- ☐ 薬物療法
- ☐ 家族歴
- ☐ 個人歴、特に疫学的な要因、ライフイベント、アルコール、喫煙など
- ☐ 精神機能検査、特に自殺リスクと認知機能
- ☐ フィードバック

推奨されるアプローチ

C： おはようございます。私は＿＿＿＿といいます。おわかりだと思いますが、記憶力について心配されているということで、主治医からあなたにお会いす

47

るように依頼を受けました。症状の始まりについて、まずお聞きしたいと思います。いつ頃から調子が悪いと感じるようになっていますか？
P： 1年ほど前から、以前の自分とは違うような感じがしています。いつも崖っぷちにいるような気分で、自信をなくしてしまいました。何も覚えられなくなり、物をどこに置いたか、他の人が私に何を言ったか覚えていられません。そのことに、とてもストレスを感じています。
C： そういったことは、どのように始まりましたか？
P： ちょうど1年くらい前に、夫を亡くしました。それ以来、ものごとがしっくりいかなくなった気がします。
C： そうですか、それはお気の毒でしたね。ご主人はどうして亡くなられたのですか？
P： 心臓発作の後、突然のことでした。
C： その時のつらさを、どうやって乗り越えたのですか？

　悲哀反応について端的にたずねる。
　うつ病症状、自殺リスク、不安症状、精神病症状について系統的に質問する。もし精神病症状があれば、気分に関連したものかどうかを確認する。症状が始まった時からうつ病の症状が続いているかどうか、増悪していないかを確認する。
　もし抑うつ症状の改善がみられた期間があるならば、記憶力も回復しているか？
　発症と認知症状の程度、すなわち記憶、言語障害、見当識障害などをたずねる。
　特に、抑うつ症状、記憶障害のうち、どの症状が最初に始まったかを明確にするよう努める。
　オープンな質問をする。例えば、
C： この診察の初めに、忘れっぽくなられたことを心配されていましたね。そのことについてもう少し詳しく教えていただけますか？
P： 物をどこに置いたか、何を言いたかったのか、最近の会話の内容も忘れてしまいます。この間、ある店に行く途中に孫の家にちょっと寄ろうとしただけだったのに、心配した孫が店までついてきてくれました。そのことで私はとても恥ずかしくなってしまいました。
C： とてもお困りになられたようですね。どれくらい前からそのことに気づかれたのですか？

P： 6ヶ月ほど前からです。
C： ご主人が亡くなる前に、記憶力について何か心配がありましたか？
P： いいえ、先生、以前の私はまったく別人でした。そんなことを心配する必要はありませんでした。
C： 記憶の問題のせいで、例えば家のことなどに、どのような影響が出ていますか？
　　支払いや買い物で、何か間違いをしましたか？
　　家事をするのがつらいと感じますか？
P： どこに物を置いたか、何をしようとしていたかを忘れることはありますが、それはそれほど大きな問題ではありません。家のことに関心をなくしていますが、無理してやっています。家事をしていると気がまぎれるんです。実際、これまではどうにかこなせています。

　その他の認知障害、言葉を思い起こす際の問題、場所についての一時的な失見当について、やさしく尋ねる。オープンな質問を状況に応じて行うことが重要であるが、抑うつ的な患者には、同じように質問することはあまり推奨されない。1年前の状況との変化をたずねることで、機能の低下を調べること。
　現症の詳細な評価の後は、発症、進行、抑うつ症状の重症度と認知機能について焦点をあてる。その後、その他の病歴を調べる。

　精神科的既往：過去におけるうつ病の既往があれば、今回もうつ病と診断される可能性が示唆される。
　身体的既往歴や、薬物治療歴についてたずねる。現在の症状に対して主治医が処方した治療薬についてもたずねる。
　家族歴：うつ病の家族歴があれば、うつ病の診断がより示唆される。そして、認知症の家族歴があれば、より認知症の診断が示唆される。
　生活歴、素因、予期因子、持続させている因子、ライフイベント、アルコール、喫煙など、関連する事項について聞く。

　病歴の聴取が完了した後は、細やかな配慮を行いつつ、認知機能評価（MMSE）を行う。病歴聴取の間に、面接者は患者の長期記憶や短期記憶についてある程度の判断を下すべきである。MMSEは認知機能の評価に適している。抑うつ症状を伴う患者は、「わかりません」という返事をすることが多く、質問に答える際にさりげなく励ますことが必要である。患者が返事をするま

で、患者を焦らせないよう配慮しながら待つこと。
　早期の認知症の患者では、間違った返答をしやすい。そして、間違って答えた時にもその印象が最小限になるように配慮し、正しく答えられた時にはそれを強調しながら励ますべきである。うつ病の患者も認知症の患者も、記憶検査の結果は乏しい。しかしながら、認知症患者において本質的に記憶障害が進行していることと異なり、うつ病の患者では注意と集中力の問題であり、その他の評価の側面からもそれが明らかになることが多い。さらに、時計描写検査（訳注5）が正常な場合には、認知症というよりもうつ病がより疑われる。

フィードバック
　患者は自分が何をすればいいのか、記憶をなくしてしまうのではないかとたずねてくるかもしれない。治療者は、患者が抱える記憶症状について把握する。うつ病性障害をはじめとした記憶力低下をきたすいくつかの原因について説明し、現時点ではうつ病が考えられるということを説明すべきである。うつ病がどのようにして記憶障害に影響を与えるか説明すること。記憶障害の原因となりうるその他の状態を除外するために、血液検査や脳画像検査など、さらなる検査を行いたい旨を伝えること。しかし、最も重要なのは、うつ病を治療することであり、うつが回復してからもう一度記憶力の検査を行うこと。

Ⅰ. 気分障害の診察

10. 産褥期の障害における リスク評価

目的

出産後間もない患者とラポールを築き、リスク評価を行えるようになる。

状況設定

乳児の様子がおかしいと訴えている分娩後3週間の若年女性の診察を救急部のスタッフより依頼された。救急部のスタッフは、乳児を連れて1人で帰宅するのは安全でないと感じている。リスク評価を行うこと。

チェックリスト

- ☐ 精神科的な病歴を完全に収集する
- ☐ リスクファクターを調べる
- ☐ 乳児との関係性を評価する
- ☐ 精神機能評価
    - －乳児をめぐって生じた気分症状、精神病症状
    - －自殺念慮、乳児殺しを考えること
    - －認知機能
- ☐ 身体的検査
- ☐ 乳児へのネグレクトの徴候

推奨されるアプローチ

　　　患者は悩み、怯え、被害的になっている可能性がある。彼女の苦悩を理解すること。

Ｃ：こんにちは、私は医師の＿＿＿＿です。私に援助ができることがあるか、あなたとご相談するために、救急部のスタッフから診察を依頼されました。今日はとても具合が悪いようですが、どのように具合が悪いか話していただけませんか？

最初の数分間は、自由に話してもらい、患者の心配ごとに焦点をあてる。

現在の病気
　涙もろさ、刺激性、不安、当惑、困惑、見当識障害
　否定的思考：例えば、個人の力量不足、よき母親として機能することの失敗
　子供の健康についての不安
　乳児に対する異常な思考：例えば、乳児が奇形児である、異常である、邪悪であるという思考
　家族、友人への被害念慮
　情動の不安定性、行動の不安定性、精神病症状
　疲労感、不眠、睡眠不足、仕事のつらさ

リスクファクターを調べる
　妊娠：精神的問題、身体的問題
C：妊娠中はいつもどのように過ごしていましたか？
　出生：産科的合併症
C：分娩がどのような経過だったか教えてください。
　症状の出現する時期：
　　・産後抑うつ－3〜10日間
　　・うつ病－3週間
　　・精神病－2週間
　周産期：重度の周産期抑うつ、身体的問題
　精神科的既往歴
　家族の精神科的既往歴
　母：高齢、未婚、初妊婦
　病前性格：対人関係への過敏さ
　社会支援：夫婦間の衝突、他のストレス－経済的なこと、家族関係など
C：どなたと一緒に住んでいますか？
　　今付き合っている人はいますか？
　　赤ちゃんが産まれてから、何か問題がありましたか？
　　交際相手/ご主人との関係はいかがですか？

乳児との関係性
C：赤ちゃんのことについて、話していただけますか？

赤ちゃんがどのような感じか教えていただけますか？
　　赤ちゃんに対して、どのように感じていますか？
　　赤ちゃんにどのように接していますか？
　　赤ちゃんに何か問題がありますか？
　　赤ちゃんはよく眠っていますか？
　　赤ちゃんが夜中にあなたを起こすと、どのように感じますか？
　　赤ちゃんはひどく泣きますか？
　　赤ちゃんが泣いている時、あなたはどのように感じますか？
　　赤ちゃんに腹を立ててしまったことはありましたか？
　　誰か他の人も赤ちゃんの世話をしてくれたらなあと思うこともありますか？

精神状態の検査
　　次の項目を注意深く観察する：
　　　・セルフ・ネグレクト（訳注6）の徴候
　　　・精神運動興奮、焦燥、落ち着きのなさ
　　　・涙もろさ、刺激性、不安、当惑、困惑
　　　・情動の不安定性、行動の不安定性、精神病症状
　　　・乳児をめぐって生じた気分症状、精神病症状
Ｃ：　赤ちゃんのことを心配していますか？
　　赤ちゃんに何か問題があると思いますか？
　　赤ちゃんが病気である/異常である/邪悪である/死んでしまったと感じますか？
　　赤ちゃんに何かおかしなことが起きていると心配していますか？
　　誰かが赤ちゃんを連れ去ってしまうのではないかと心配していますか？
　　友人や家族には、どのように感じていますか？
　　自分がしたことや考えたことをめぐって、自分を責めたりしますか？
　　赤ちゃんに危害を加えるよう命令する声が聞こえたことがありますか？

自分、乳児への危害のリスク
Ｃ：　あなた自身のご気分はいかがですか？
　　状況が絶望的だと感じますか？
　　母親として役に立たない、あるいは価値がないと感じていますか？
　　母親として身動きが取れないと感じていますか？

10．産褥期の障害におけるリスク評価　*53*

状況がとてもつらいので、消えてしまいたいと考えますか？
　　　自分自身に対して、何かをしようという考えはありますか？
　　　どのようなことをしてしまいそうですか？
　　　状況がとてもつらいので、赤ちゃんを産まなければよかったと思いますか？
　　　赤ちゃんを養子に出してしまおうかと考えたことがありますか？
　　　赤ちゃんに何かが起きればいいのにといつも考えますか？
　　　赤ちゃんのことで心配なことがありますか？
　　　赤ちゃんに何かをしないといけないと感じていますか？
　　　そのことについて説明していただけますか？
　例えば、外界から守るために乳児を殺そうと計画していることなどを考慮すること。
　　認知機能：失見当識、集中力の障害、注意散漫
　　身体検査：セルフ・ネグレクト、脱水
　　乳児へのネグレクト（訳注6）の徴候

病識

C：問題はどのようなことだと考えていますか？
　　　調子がよくないと思いますか？
　　　多くのお母さんが苦労されますが、今いろいろなことに1人で立ち向かっていくのは大変なことのように思えます。援助を受けると楽になれると思いますが、どう思いますか？

Ⅰ. 気分障害の診察

11. 産後うつ病について説明する

目的

産後うつ病の既往のある妊婦とラポールを築き、産後うつ病の経過、見通しを説明できるようになる。

状況設定

初出産後に産後うつ病となった30歳の女性が、再び妊娠した。彼女は産後うつ病と再発の可能性について、話し合いを希望している。

チェックリスト
- ☐ 共感的な態度
- ☐ 医学用語でない言葉を使う
- ☐ 患者に不安を表現してもらう
- ☐ リスク
- ☐ 予防策
- ☐ 誤った安心を与えないようにする
- ☐ さらなる情報と次回の予約

推奨されるアプローチ

C: 今日はどうされましたか？

P: 私は初めての出産の後に、産後うつ病になりました。また妊娠したのですが、そのことについて相談しにきました。

C: 相談にいらっしゃったのはよいことだと思います。状況をよく理解して、準備しておくのはとてもよいことです。申し訳ありませんが、今日は10分ほどしか時間をとれません。別の時に長めの時間の予約をしていただいてかまいません。話の途中でもかまいませんから、自由に聞いてください。最初に相談したいのはどんなことですか？

P： 産後うつ病とは何かを教えてくださいますか？

C： わかりました。産後うつ病は、出産後にうつ病になることを意味します。10人に1人の妊婦が、産後うつ病になります。一般的には出産した月に始まりますが、出産から6ヶ月たってから始まることもあります。治療をしなかったら、数ヶ月、あるいは数年間も症状が続くことがあります。

P： それはベビー・ブルーとは同じではないのですか？

C： 産後うつ病は、ベビー・ブルーとは大きく違います。出産した女性の2人に1人は、出産後3日〜4日目頃に少し涙もろくなったり、元気がなくなったり、自信がないように感じることがあります。これを「ベビー・ブルー」または「マタニティ・ブルー」と呼びます。これは治療をしなくても通常はすぐに治ります。退院する際には多くの方は疲弊していますが、一般的に1週間ほどでその状態から回復します。しかし、もしその状態が悪化したり、2週間以上続く場合には、産後うつ病の可能性を考えなければなりません。

P： どんな症状があったか思い出せないのですが…。

C： 産後うつ病は、うつ病によく似ています。涙もろくなり、不安で気分が沈み、不幸に感じたり、みじめだと感じたり、希望がないと感じることがあります。他の子供や赤ちゃん、特にご主人にイライラをぶつけてしまうかもしれません。すっかり消耗して倦怠感を感じます。寝つきが悪くなったり、早く目が覚めてしまうかもしれません。食欲をなくすこともあります。かつて興味があったり、楽しいと感じていたことを楽しめなくなります。性行為に関してもそうです。赤ちゃんの面倒がみられないと感じたり、赤ちゃんの世話をしたりミルクをあげることができないと感じるかもしれません。そして、そのことに罪悪感を感じるかもしれません。赤ちゃんの体調について、不安に感じることもあります。

P： どんなことが産後うつ病を引き起こすのでしょうか？

C： 特定の原因は、わかっていません。確実に言えるのは、その人が母親に向いていないということではなく、愛情不足で母親らしくないということでもありません。

　うつ病の病歴、夫の支援の欠如、早産児、その他の赤ちゃんの病気、母親自身が子供の頃に母親の喪失を体験したり不幸な体験をすること、例えば、死別、夫の失業や家の喪失、経済的問題のような事柄は、産後うつ病になる危険性を高くする可能性があります。しかし、特にこれらがなく、はっきりした理由が全くない時でも、産後うつ病になることがあります。

P： それはホルモンによって起きるのでしょうか？

C： 出産時にホルモンバランスの大きな変化が起こります。エストロゲン、プロゲステロンなど、産生されるホルモンは感情に影響を与えますが、これらのホルモンの水準が出産後に急激に下がります。しかし、産後うつ病の女性もそうでない女性も同じようにホルモン変化がみられます。

P： 産後うつ病の母親は、赤ちゃんに危害を加えることがありますか？

C： いいえ、ほとんどありません。実際に、精神的な問題のない多くのお母さんでさえも、「叫んでいる"怪物"を窓の外に投げてしまいたい」と思ってしまうことがあります。産後うつ病のお母さんは、よく赤ちゃんを傷つけてしまうかもしれないと心配しますが、決して実行には移しません。

　しかし、お母さんが赤ちゃんを傷つける危険性がある時、産褥期精神障害と呼ばれる出産後の病気の可能性があります。この病気になると、赤ちゃんは悪魔で、空想上の不幸から赤ちゃんを救う唯一の方法は赤ちゃんの命を絶つこと、とお母さんが確信してしまうかもしれません。幸いなことに、これは1000人に2人くらいのお母さんしかかからないとてもまれな病気です。

P： どんな治療法がありますか？

C： 産後うつ病は、うつ病に似ているので治療法も似ています。お母さんが必要としていることは、安心に結び付くような実際的な支援、支持的なカウンセリングだけかもしれません。地域で利用できる自助グループや支援グループがあります。それらは相互支援を促し、育児、うつ病への対処について助言を行います。もし、うつ病が結婚生活や家庭の問題と関係しているのなら、それらに対して取り組んでいかなければなりません。抗うつ薬が必要な人もいるでしょう。非常に重度な場合には、その他の薬を服用することや電気けいれん療法も必要かもしれません。新たに父親になったご主人に産後うつ病について教育することや、その状況に適応できるよう支援することも、重要な治療の1つです。

P： 薬を服用しながら、授乳できますか？

C： 授乳についてはよく相談する必要があります。乳汁に移行しない抗うつ薬があり、赤ちゃんに影響がないという報告もありますが、薬を使用するメリットとデメリットについて慎重に判断していく必要があります。その上でどうするかを決めるべきです。

P： もし薬を続けるとしたらどれくらいの期間、薬を続けなければならないのでしょうか？

C： 産後うつ病の初回エピソードの女性の場合、抑うつ症状がよくなってから少なくとも6ヶ月間は薬物治療を続けるのが最善でしょう。

P： 抗うつ薬の代わりにホルモン治療を受けることはできますか？

C： ホルモン治療は、より「自然」な印象を抱くので、多くの女性が抗うつ薬よりも興味をもちます。しかし、有効であるというエビデンスは低く、例えばもし血栓症の病歴があるなら、必ずしも安全とも限りません。

P： もし母親が産後うつ病になって、何の治療も受けなかったら、どんなことが起きますか？

C： 多くのお母さんは2〜6ヶ月後によくなります。1年、2年と続く人もいるかもしれません。産後うつ病は、育児、赤ちゃんの父親との結びつき、関係性にも影響を及ぼすことがあります。ですから、できるだけ早く診断と治療を行うことが重要です。

P： 今回私が産後うつ病になる可能性はどれくらいですか？

C： うつ病の病歴のない人が産後うつ病になる可能性は10〜15％です。そして産後うつ病の初回エピソードのある人が、2回目になる可能性は20〜40％です。

P： それを防ぐ方法はありますか？

C： 産後うつ病を防ぐための方法は、十分にはわかっていません。しかし、一般的には子供と無理のない関わり合いをすること、自分自身をいたわることです。それには、栄養、運動、休養、睡眠、友人関係、出産前の母親教室への参加、産婦人科の先生、マタニティ・クリニック、地域の保健師と連絡を取り合うことが含まれます。心理教育や支援プログラムを行うことで、2回目の産後うつ病になる可能性が半分になると報告している研究者もいます。一番重要なのは、産後うつ病の疑いがあれば、すぐに援助を求めることです。

P： 母親の産後うつ病は、赤ちゃんに影響を及ぼしますか？

C： 産後うつ病は、母子関係、子供の認知発達、情緒上の発達に好ましくない影響を及ぼすという研究結果があります。そのため、できるだけ早く産後うつ病と診断し、治療しないといけません。しかし、幼児期の影響については、あまり明確になっていません。

P： 質問は以上です。

C： 産後うつ病についての資料をいくつか差し上げます。役に立つ本やインターネットに関する情報も書かれています。何か問題あれば、私に連絡してください。できるだけ早くお会いできるようにしたいと思います。

II. 精神病性障害の診察

II. 精神病性障害の診察

12. 幻覚について聞き出す

目的
患者とラポールを築き、幻覚体験を聞き出せるようになる。

状況設定
幻聴の既往がある中年男性が、主治医より紹介されてきた。幻覚体験を聞き出すこと。

チェックリスト
- [ ] 幻聴の有無
- [ ] 行為批評
- [ ] 命令形式の幻聴
- [ ] 考想化声
- [ ] 仮性幻覚
- [ ] 視覚の異常の有無
- [ ] 味覚、嗅覚の変化
- [ ] 体感幻覚の有無
- [ ] 機能幻覚、反射幻覚、域外幻覚、自己像幻視
- [ ] 幻聴による支配の有無
- [ ] 説明を行う
- [ ] どのような影響を受けているか、どのように対処しているか

推奨されるアプローチ

導入
手際よく話題を導入する。オープンな質問からクローズドな質問に移行する。

C：主治医の先生があなたのことを心配されて、私に診察を依頼してきまし

た。いくつか質問をさせていただきたいと思います。そのうちのいくつかの質問は、少し奇妙に思われるかもしれません。この質問は私どもの科を受診する多くの方にお聞きしている質問です。質問させていただいてもよろしいですか？

　最近多くのストレスや緊張にさらされていたとうかがっています。ストレスを感じたときには、人は時々、普段にないような体験をすることがあります。普段にないような体験というのは、例えば、誰もまわりにいない時に音や声が聞こえたりするようなことです。あなたの場合には、そのような体験がありましたか？

　他の人が体験できないような振動音が聞こえたり、光のフラッシュがみえましたか？

　他の人には聞こえない声が聞こえますか？

　あなたの背後で、話している声が聞こえますか？

もし患者が幻聴の存在を肯定するなら、何人くらいいるか、彼らは誰なのか、何と言っているのかなど、それらを表現してもらう。

幻聴の形式

　幻聴の形式を明確にする。

C： 彼らはダイレクトに話しかけてきますか？

　何と言いますか？

　彼らは仲間と話していますか？

　何について話していますか？

　それらの声は、あなたが何をしているか、何を考えているかについて言ってきたり、批評してきたりしますか？

　その声は、あなたに命令をしてきますか？

　何をするよう言ってきますか？

　彼らに従わずにはいられませんか？

　自分の考えたことが、声になって聞こえてきますか？

　その声は、あなたの考えを繰り返しますか？

　あなたの考えを察知してしまいますか？

仮性幻覚

　真性幻覚か、仮性幻覚かを確認する。

C： 彼らはどこからやってきますか？

声がどこから聞こえますか？
頭の中で聞こえますか？　外から聞こえますか？
私の声と同じように、その声ははっきり聞こえますか？
あなたがその声を始めたり、止めたりすることができますか？
それらは現実のものと感じますか？　それとも声が聞こえるだけと感じますか？

幻視
C：他の人にはみえないようなものがみえたことがありますか？
　　ある人は小さな虫や小人をみることが時々あると言います。あなたにも今までにそのようなことがありましたか？
　　そのことについて説明してもらえますか？
　　これらのものが、いつみえますか？

味覚、嗅覚
C：食べ物の味がいつもと違うように感じたことはありますか？
　　奇妙で異常なにおいや味だと感じることがありますか？
　　そのことについて、もう少し説明していただけますか？

体感幻覚
C：ある人は、虫が這っているとか電流が走るというような身体的な感覚をもつことがあります。あなたもそのような体験をしたことがありますか？
　　風が吹くような感覚や、電流が走るような感覚はどうですか？
　　筋肉が伸びたり縮んだりするような感覚を時々感じることがありますか？
　　これらの体験をした時にみられる特定の状況がありますか？

機能幻覚、反射幻覚、域外幻覚、自己像幻視（訳注7）
C：ではもう少し複雑なことをうかがいたいと思います。もし私の質問がわからなくても心配しないでください。そのような体験をしたことがあればわかるような質問です。
　　誰かがくしゃみをしたり、車のクラクションのような音を聞いた時に、誰かがまるで話しかけてくるかのように声もあわせて聞こえてくることがあります。今まであなたにもそのようなことが起きたことがありますか？〔機能幻覚〕

ある人は、正常な感覚がある一方で、もうひとつ異なる感覚があるといいます。例えば、誰かが鼻をすすった時や車がクラクションを鳴らしたとき、彼らは頭に痛みが走ると言います。それで何か思いあたることがありますか？〔反射幻覚〕

　　時に、数km離れたところからあなたのことを話す声が聞こえることがありますか？

　　後ろで起きていることが今までにみえたことがありますか？〔域外幻覚〕
　　あなたの分身がみえたことがありますか？

　　何が起きるのかと思って観察をしていると、自分自身の姿がみえたり、自分の身体が歩き回って何かをしているという体験をしたことがありますか？〔自己像幻視〕

説明、影響、対処行動

C： これらの体験をどれくらい経験していますか？
　　何がそれを起こしますか？
　　最近、どれくらいの頻度で起きますか？
　　何かそれを起きやすくするようなことや、起きにくくさせるようなことがありますか？
　　詳しく説明していただけますか？
　　それはあなたの想像ですか？
　　彼らは、あなたにどのような影響を与えますか？
　　彼らは、あなたをどのような気分にしますか？
　　あなたは、どのように対処していますか？
　　彼らに対して何かしましたか？
　　彼らに対して何かするつもりですか？
　　今、話した以外の体験がありますか？

P： 先生は私がありもしないことを話していると思っているんですか？

C： 本当のことを話していると思いますよ。ただ、あなたはこれらのことを体験していますが、他の人ではそうではないようです。

P： 何が原因だと思いますか？

C： あなたが私に話してくれたことは、＿＿＿＿幻覚と呼ばれるものです。それらがどういうことか話す前に、もっと詳しく調べることが必要です。

12. 幻覚について聞き出す　**63**

II. 精神病性障害の診察

13. 妄想を聞き出す

目的
精神病症状を伴う患者とのラポールを構築し、患者が体験している妄想について聞き出せるようになる。

状況設定
精神病症状の評価のため、かかりつけ医が患者を紹介してきた。もし、妄想の症状があれば、患者から聞き出すこと。

チェックリスト
- ☐ 手際よく話題の導入を行う
- ☐ オープンな質問から始め、そこからクローズドな質問に移行する
- ☐ 以下の妄想の有無
    - 被害妄想
    - 関係妄想
    - 誇大妄想
    - 罪業妄想
    - 嫉妬妄想
- ☐ 被影響体験
- ☐ 思考障害、思考途絶
- ☐ その他の妄想
- ☐ 確信、解釈の程度、それによる影響と対処行動
- ☐ 妄想と過大評価された思考との鑑別

推奨されるアプローチ

導入

C：　　　　さんの状態を心配して、主治医の先生から私に診察依頼がありまし

た。いくつか質問をさせていただきたいのですが、その質問のいくつかは、少し奇妙に感じられるかもしれません。この質問は、私どもの科に来る多くの方にお聞きしている質問ですが、今お聞きしてもよろしいですか？

　最近、ストレスやひどい緊張感を抱えておられたとうかがっています。ストレスのかかる状況では、自分の想像が広がりすぎていると感じることがありますが、あなたはそのような体験をしたことがありますか？
　ご家族や友人が理解してくれないような考えがありますか？
　何か心配していることや困っていることがありますか？
　もう少し詳しく知りたいので、違った質問でうかがってもよろしいですか？

被害妄想

C：どのように人付き合いをしていますか？
　知っている人は大体、信用できますか？
　あなたに危害を与えようとしたり、おとしいれようとしている人はいますか？
　あなたをみていたり、つけてきたり、調べ上げている人がいますか？
　あなたに害を加えるような計画がありますか？

関係妄想

C：誰かがあなたのことについて話し合っていますか？
　彼らはどのように話し合っていますか？
　あなたにヒントや特別なサインを送ってきますか？
　あなたのために何かが特別に仕組まれていますか？
　みんながあなたのことを噂していますか？
　テレビや新聞で、自分に関係することが流されていますか？

誇大妄想

C：他の人と比べて、自分自身をどう感じていますか？
　自分自身について、自信はあるほうですか？
　何か特別な力や才能をもっていますか？
　何か特別な目標や使命をもっていますか？
　特別な計画がありますか？
　あなたを助けるために、他の人が特別にあれこれ取り計らってくれます

か？
　　あなたは特別に選ばれた人だと思いますか？

罪業妄想
C： 何か後悔していることがありますか？
　　何か過ちを犯したと感じますか？
　　罰を受けるに値すると感じますか？
　　罪悪感を感じますか？
　　他の人に迷惑をかけたと感じますか？

心気症状
　心気的傾向には、悪性疾患やHIV/AIDSなどへの心配が含まれる。
C： 身体の調子はいかがですか？
　　重い病気にかかっているのではないかと、心配していますか？

嫉妬妄想
C： 交際相手（夫/妻）との関係について、話していただけますか？
　　その方はあなたに誠実に向かい合ってくれていますか？
　　［もしそうでないというならば］なにか証拠を得ようとしたことはありますか？

妄想気分
C： それが具体的に何なのかよくわからないけれども、あなたの周りで何か奇妙なことが起きようとしていると感じますか？

被影響体験
C： あなたのことをコントロールしようとしている人がいますか？
　　自分自身というより、何か他の力によってコントロールされていると感じますか？（自分自身の意志がなく、まるでロボットや幽霊のようだと感じることがありますか？）
　　誰かが考えを強いたり、発言や行動をあやつることがありますか？
　　自分自身が感じるはずの感覚に、誰かが変化を起こしますか？
　　それらに抵抗できますか？

思考障害
C: ものごとを考えるときに、頭がすっきりしていますか？
　　考えようとすると、何か邪魔するものがありますか？
　　普通は自分の考えはどんなことでも自分自身に属していると感じますが、あなたの場合もそうでしたか？
　　誰かがあなたの心に考えを吹き込んだり、あやつるようなことがありますか？［思考吹入］
　　考えが他の人に伝わってしまいますか？［思考伝播］
　　心で思っていることが、まるでばらされているかのように、みんなに伝わってしまいますか？
　　誰かが、あなたの頭から考えを抜き出してしまいますか？［思考奪取］
　　そうすると、あなたの心は空っぽになったり、真っ白になってしまいますか？

その他
C: にせものがあなたの親しい人に置き換わったと感じますか？
　　今、話さなかったことで、何か他に心配ごとがありますか？

確信、解釈、影響、対処行動
　「はい」という返事で終わらせないこと。そこからさらに精査し、念入りに聞き出し、明確化する。誰がこのようなことをするのか、それはなぜなのか、どのようにするのかをたずねる。
C: いつ頃からどのような形でそう思うようになったのですか？
　　それは勘違いということはありえますか？
　　この問題について、ご家族や友人はどのように考えていますか？
　それがどのように患者に影響を与えるのか、つまり、患者を怒らせるのか、いらだ立たせるのか、驚かせるか、など。患者がそれらに対してどんなことをしてきたか、どうするつもりであったかなど、患者の対処行動についてたずねる。

結論
　要点をまとめて、窮状を理解し、患者に感謝を伝えること。

Ⅱ. 精神病性障害の診察

14. 自我障害について聞き出す

目的

精神病症状を呈している患者とラポールを築き、自我障害について聞き出せるようになる。

状況設定

精神病症状を伴う若年男性が主治医から紹介されてきた。もし、自我障害があれば、聞き出すこと。

チェックリスト

☐ 手際よく話題を導入する
☐ 思考吹入
☐ 思考奪取
☐ 思考伝播
☐ 思考察知
☐ 被影響体験（感情/意思/身体感覚）
☐ 詳細を明らかにする：帰因、苦痛、自我の解離、確信の程度

推奨されるアプローチ

導入

C： ここに来た多くの方にする質問をさせていただきたいと思います。いくつかの質問は奇妙な質問だと感じられるかも知れません。もし答えに困ったり、どんな意味かわからなかったら、言ってください。よろしいですか？

スクリーニングの質問

C： 最近いろいろなストレスを抱えてこられたとうかがっています。ストレスを抱えていると、人は普段にはあまりない体験をすることがあります。何か

奇妙なことがありましたか？
　　　　説明に困るようなことが、起きていましたか？
　　　　思考、感情、行動や身体感覚に何か異常が起きていますか？

思考障害
　　　思考障害には思考吹入、思考奪取、思考伝播、思考察知が含まれる。
C：ものごとをはっきりと考えることができますか？
　　　　最近、あなたが考える上で、何か困ったことが起きていますか？
　　　　あなたの考えを邪魔するようなものがありますか？
　　　　自分自身の考えをいつでも自分でコントロールできますか？
　　　　テレパシーや催眠のようなことが行われていますか？

思考吹入
C：通常では、自分が考えることは自分自身の考えだと感じます。あなたの場合にもそうですか？
　　　　誰かがあなたの頭の中に考えを吹き込みますか？
　　　　あなたのものではなく、どこか外からくる考えがありますか？
　　　　自分自身の考えではないということが、どのようにしてわかるのですか？
　　　　それはどこから来ますか？
　　　　どのようにしてあなたの考えに侵入しますか？
　　　　そのことについて、説明していただけますか？

思考奪取
C：時々、予期せずに考えが止まって、心の中からすっかりどこかへ行ってしまうことはありますか？
　　　　思考が自分の心から取り出されてしまうと時々感じますか？
　　　　頭が空っぽになったり、真っ白になったりしますか？
　　　　例を挙げていただけますか？
　　　　どのように起きるか、説明していただけますか？

思考伝播、思考拡散
C：自分の考えが頭の中で大きな声で聞こえることがありますか？
　　　　そのせいで、そばにいる人にも自分の考えが聞こえてしまいますか？
　　　　自分の考えがあなたの個人的なものではなく、人に共有されているものの

ように感じて、そのせいで他の人があなたの考えていることをわかってしまうと感じますか？
　まるであなたの考えが他の人に言いふらされているかのように、自分の心のうちを他の人が知ってしまいますか？
　それはどうしてだと思いますか？

思考察知
C： 他の人があなたの考えを読み取ることができますか？
　どのようにしてわかったのですか？
　どうしてだと思いますか？

思考障害についての最後の質問
C： それ以外にあなたの考えを邪魔するようなものがありますか？

その他の被影響体験
C： 自分が感じること、していることに対しては、いつも制御が可能ですか？
　あなたのことをあやつろうとする人がいたり、あやつろうとしている物がありますか？
　あなたに何かを言わせたり行動させるような人や物がありますか？
　あなたの感情や衝動、行動に対して、外からコントロールされるようなことがありますか？
　自分自身というよりも、その他の力によってコントロールされていると感じますか？
　まるで、自分の意思を失ったロボットや幽霊のようですか？
　まるで、あなたが他の人や何かに支配されているようですか？

感情面における被影響体験
C： あなたの感情を変化させようとする人や物がありますか？
　こうした力や人が、あなたの意思に反して感情を強いることがありますか？

意思における被影響体験
C： 自分の意思が誰かの意思に置き換えられてしまいましたか？

身体的な被影響体験

C： X線や電波のように、あなたの身体に影響を及ぼすものがありますか？
　　誰かがあなたの身体に奇妙な実験をしていると感じますか？
　　誰かがあなたの身体で遊んでいると感じますか？
　　ロボットやあやつり人形のように、自分自身の意思でなく誰かにあやつられていると感じることがありますか？

明確化

C： 誰がこのようなことをしていると思いますか？
　　どのようにやるのですか？
　　どうしてそうするのですか？
　　どれくらいの頻度で起きますか？
　　これらの体験を起こしやすくするようなことが何かありますか？
　　あなたの意思に反して起きますか？
　　抵抗はできますか？
　　どのようにあなたに影響を与えますか？
　　どれくらい不快ですか？
　　そのような体験に対して、あなたはどのように反応しますか？
　　この体験に対して、どのように対処していますか？
　　これらのことが本当に起こっているのか、それとも自分の想像が悪さをしているのか、と悩むことがありましたか？
　　質問したこと以外に、他に何か話し合っておきたいことがありますか？

総括

C： 起きていることをわかりやすく説明してくださり、どうもありがとうございました。そのような体験を私たちは被影響体験と呼んでいます。とても不快な体験だと思います。早くよくなるように援助していきたいと思います。

II. 精神病性障害の診察

15. 統合失調症患者の外来診察

目的
統合失調症患者の定期の外来診察を行えるようになる。

状況設定
病歴20年の妄想型統合失調症患者（45歳男性）の診察を依頼された。被害妄想や幻聴が時々みられる。1ヶ月ごとの定期フォローアップの診察のために来院している。

チェックリスト
- [ ] コミュニケーション
- [ ] 身体症状を把握する
- [ ] 最近の状況について聞く
- [ ] アルコールや薬物の不適切な使用について確認する
- [ ] 薬物療法、副作用について説明する
- [ ] 精神症状の把握
- [ ] 自傷他害の可能性
- [ ] 教育
- [ ] 診察の終了

推奨されるアプローチ

　　　患者に対してふさわしい挨拶をすること。自己紹介を行う。
C：最近のご様子をうかがいたいと思います。お聞きになりたいことがあれば、話の途中でもかまいませんからいつでも聞いてください。よろしいですか？
　　特別に話し合う必要があることや、心配されていることが何かありますか？

普段、どのような生活をされていましたか？
　　　普段、どのようなことに取り組んでこられましたか？
　　　何か心配していることがありましたか？
　このようなオープンな質問を行うことで、思考障害や会話の貧困が明らかになることがある。

身体症状と最近の状況

　これらの事項は、しばしば精神症状よりも重要性がある。陰性症状についての示唆も与える。
- 睡眠、食欲、気力
- 住居、障害者年金や自立支援法による経済的援助、仕事、作業療法
- 毎日の活動、対人関係、社会性、デイ・ケア、作業所への参加など
- 鍵となるケースワーカーとの交流
- アルコールや薬物乱用

薬物療法

C： どのような薬を飲んでいるか教えていただけますか？

　薬物療法のアドヒアランス（訳注3）についてたずね、薬物療法の剤型や用量についての患者の意見を聞く。

　筋固縮、振戦、落ち着きのなさ、体重変化、性機能障害などの副作用について質問する。

精神症状の把握
- 容姿と振る舞い
- 話し方
- 気分
  抑うつ症状を鑑別する。
- 自傷行為のリスク
- 思考内容
  被害妄想やその他の妄想
- 知覚の異常
  幻聴
- 他害のリスク
  他者に危害を与えるような思考を有したか？

15. 統合失調症患者の外来診察　*73*

もしそうならば、誰に対して、なぜ、どのように、どんな計画か、企図を行ったかどうかなどを明らかにする。
・認知機能
・病識

身体的検査
錐体外路症状を観察する。
必要があれば、体重を計る。

教育
C：何か質問はありますか？
治療について、どう感じていますか？
安定した状態を維持するために、定期的な服薬が必要なことはあなたもおわかりだと思います。担当のワーカーと定期的に会って、作業療法やデイ・ケア、作業所への参加を続けてください。症状をよい状態に安定させることができます。
もしアルコールや薬物の不適切な使用があれば、その危険性について知らせる。
病気や治療についてのパンフレットを持っているか、それらを希望するかをたずねる。

終了
C：あなたのカルテをみせていただきましたが、1ヶ月前よりもずいぶん改善しましたね。よくなるために一生懸命取り組んでこられたのが伝わってきます。1ヶ月後の診察の予約をしましょう。もし必要があれば、それより早めに来ていただいてもかまいません。ご家族やご友人と一緒に来ていただいてもかまいません。
他に話し合っておいたほうがいいことはありますか？　今日は病院に来ていろいろ話してくださりありがとうございました。

Ⅱ. 精神病性障害の診察

16. 統合失調症について説明する

目的

　統合失調症と診断されたばかりで、苦悩している患者の家族とラポールを築き、統合失調症の経過、機序、徴候、症状、治療、転帰について説明できるようになる。家族が理解しやすいように状態を説明する。正確で現実的な情報を提供することと、希望をもたせることをバランスよく行う。

状況設定

　統合失調症の初回エピソードから回復しつつある20歳の男性が、現在受け持ちの病棟に入院している。彼の母親が病気について相談を希望している。あなたと母親が話をすることについて、彼から許可を得た。

チェックリスト
- [ ] 共感
- [ ] 病気の経過を説明する
- [ ] 罪悪感を軽減する
- [ ] 薬物療法とその他の治療法について説明する
- [ ] 見通しを説明する
- [ ] 誤った安心感を与えないようにする
- [ ] さらなる情報提供の場と支援の継続を行う
- [ ] 課題に焦点をあてる。統合失調症の病歴を聞き出すことがこの相談の目的ではない

推奨されるアプローチ

　　C：わざわざお越しいただき、ありがとうございます。今回はとても大変お悩みになられたのではないかと思います。息子さんは、自分の病気についてお母さまと話をすることを許可してくれました。今日は申し訳ありませんが、

75

数分しか時間が取れません。次回はより長く時間を取りたいと思います。話の途中でもかまいませんから、どうぞ自由に質問をしてください。

R： 息子は統合失調症と言われました。統合失調症はどんな病気ですか？

C： 統合失調症は深刻な精神疾患で、思考、感情、行動に影響を及ぼします。100人に1人の割合で発症しますが、15歳から35歳の間に始まることが多く、症状は長期間続くことがあり、障害を引き起こすことがあります。

R： 統合失調症の原因は何ですか？

C： 統合失調症の原因は、まだはっきりわかっていませんが、いくつかの要因があると考えられています。

　統合失調症は、遺伝する傾向があります。約半分が遺伝によって説明がなされます。統合失調症の人々は、脳の構造に変化がみられます。周産期、出生期にウイルス感染が起きていた可能性がある方もいます。覚醒剤、大麻のような非合法な薬物が、統合失調症を引き起こすことがあり、病気の素因をもつように誘発します。統合失調症の方では、ドパミンをはじめとした神経伝達物質と呼ばれている脳内の化学物質が正常に機能していません。

　ストレスがかかる出来事は、統合失調症の原因にはならなくとも、病気の発症をもたらすかもしれません。家庭内が緊迫した時のような長期間のストレスは、病気を悪化させるかもしれません。

R： 統合失調症では、精神が分裂するのですか？

C： いいえ。統合失調症の人はある時は完全に正常でも、突然別人のように変わり、次の瞬間には暴力的な殺人者にさえなりうると、考える人がいます。これは正しくありません。

R： 統合失調症によって、患者は予測できない危険な状態になりませんか？

C： 統合失調症にかかった人は、めったに危険な状態にはなりません。誰もこれ以上のことは予測できませんが、暴力行動の多くは、非合法の薬やアルコールによってもたらされます。これは統合失調症にかかっていない人々でも同じです。

R： 家族は、統合失調症の原因になりえますか？

C： かつて、精神障害のある両親や家族は、統合失調症を引き起こすと考えられていました。研究により、家族そのものは統合失調症を引き起こさないことが証明されました。

　しかし、遺伝要因やその他の要因で発症する可能性のある人では、ストレスのかかる出来事、あるいは家族間の関係の悪化によって統合失調症の症状が誘発されることがあります。

さらに、すでに統合失調症を発症している人では、家族内の緊迫感が病状を悪化させます。このような場合には、特有の状況に焦点をあてた家族療法を行うことが問題の解決に役立ちます。

R： 統合失調症の薬物療法について教えていただけますか？

C： 抗精神病薬と呼ばれる薬剤が、統合失調症治療の中心です。もっとも支障をきたす病気の症状を改善するのに役立ちます。

　　古いタイプの薬剤、あるいは「定型」抗精神病薬は、身体のこわばり、震え、アカシジアと呼ばれる落ち着きがなくなる症状、眠気、かすみ目、便秘などの副作用を引き起こします。

　　遅発性ジスキネジアを除いて、これらのほとんどすべての副作用は、改善が期待できます。ただ、遅発性ジスキネジアというものは、20人に1人の割合で発症し、口や舌を中心に異常運動を持続して引き起こします。

　　「非定型」抗精神病薬と呼ばれる新しい薬が何種類かありますが、これらの薬は、身体のこわばり、ふるえ、アカシジア、遅発性ジスキネジアを引き起こしにくくします。薬によっては体重増加や性機能障害がより出現しやすくなる場合があります。

R： どうやって薬が効くのですか？

C： 先ほどお話したように、統合失調症の症状は、特にドパミン、そしておそらくセロトニンなどの神経伝達物質と呼ばれる脳内の化学伝達物質の変化によって引き起こされると考えられています。これらの化学伝達物質を、薬剤が調節することで効果を発揮します。

R： 息子はとてもよくなりましたが、どれくらいの期間、薬物治療を続けなければならないですか？

C： 薬剤は症状をコントロールし、回復を促進しますが、病気を治癒させることはできません。再発も少なくありません。よくなったと感じていても、薬物治療を続けることで再発は起きにくくなります。薬をやめると6ヶ月後には多くの人が再発します。一部の人だけが、病気に影響なく薬をやめることができます。しかし、ほとんどの人は再発を予防するためにしばらく薬物治療を続ける必要があります。毎日服薬することは、患者さんにとってつらいことです。もしかしたら2〜4週に1回注射を受けるほうが、楽に感じるかもしれません。

R： 退院後は援助を受けられるのでしょうか？

C： 治療のゴールは、できる限り普通の生活に戻れるように援助することです。薬物療法は治療のほんの一部です。薬物治療は主に症状の回復に役立

ます。最善の結果を得るために、ご本人、ご家族、病院スタッフ、地域のスタッフなどの関わるすべての人が、早いうちから一緒に取り組んでいくことが必要です。

R： 病院スタッフや地域のスタッフというのはどういう人たちですか？

C： 病院には看護師、薬剤師、ケースワーカー、臨床心理士、作業療法士などがいますし、地域には自宅への訪問看護を行う保健師やヘルパーがいます。彼らは患者さんの技能を評価し高めるために、いろいろな手段をもっています。状態を理解したり、症状に対処したり、自信を取り戻したり、病気の再発につながる危険因子に取り組んだり、学校や仕事を続けられるようにサポートを提供したり、病気についての教育、感情表出（EE）に対して援助したりカウンセリングを行ったりします。

R： 治療はどれくらい効果的ですか？ 長期的にはどんなことが起きますか？

C： 統合失調症は残念ながら今のところ治癒させることはできません。症状をコントロールすることのみ可能です。統合失調症患者の約20％のみが、数ヶ月のちに回復します。約70％は、比較的調子のよい回復期にも症状の持続や再発がみられます。約10％は、生活に支障をきたし続けるようなわずらわしい症状が残ります。

R： 息子は大学に戻れますか？

C： 病気は、学業や仕事、社会生活に影響を及ぼすと思います。しかし、多くの統合失調症の患者さんは自立して生活し、仕事をしたり、家庭をもつことができます。

統合失調症の患者さんは、貧しく孤立した生活をしたり、身体的な障害をかかえたり、自殺をする可能性が一般の人より高くなりやすいのですが、適切な治療を行うと、これらをしっかり予防することができます。

R： 詳しい情報はどこで得られますか？

C： 統合失調症についてのパンフレットを差し上げます。自助グループ、支援グループ、本、インターネットのサイトのリストが書いてあり、家族に役立つ情報が書かれています。

II. 精神病性障害の診察

17. 抗精神病薬による治療の必要性を説明する

目的

統合失調症の若年男性とラポールを築き、薬物治療の必要性や、薬物治療についての患者の懸念について話し合えるようになる。

状況設定

統合失調症の初回エピソードと診断され、4週間前に入院した19歳の男性が、非定型抗精神病薬による治療を受けている。現在、退院への準備段階にあり、薬物療法の継続の必要性について話し合いを希望している。

チェックリスト

☐ 診断を行う
☐ 薬物治療の必要性：治療と予防
☐ その他の治療法
☐ どのように薬物治療が作用するかを説明する
☐ 副作用について説明する
☐ 特効性注射剤治療について説明する

推奨されるアプローチ

C： こんにちは、私は＿＿＿＿といいます。薬物治療について相談をご希望されているとうかがっていますが、今日はどんなことで相談にいらっしゃいましたか？
P： はい、入院して以来、薬を飲んでいたのですが、家に帰ったらやっぱりどうしても薬を飲み続けたくありません。
C： まず、なぜ薬を飲んでいるのか、理由を話していただけますか？ 誰かと診断について話し合いましたか？
P： はい、担当の先生は統合失調症だと言っていました。

C： どんな症状がありましたか？
P： そうですね、人の声が聞こえたり、変な行動をしてしまいました。
C： そうでしたね。統合失調症は、精神に生じる厄介な病気で、思考や感情や行動に影響を与えます。100人に1人の割合でみられます。統合失調症は、かなり長い間、症状が続くことがあり、とても障害を残しやすい病気です。しかし、適切な治療を行うと、経過が非常によいことが知られています。薬物治療は、統合失調症の症状のコントロールに有効で、ストレスにも対処しやすくなり、再発を予防します。
P： 薬の役目はもう終わりました。今では幻聴はあまり気になりません。だから、もう薬をやめたいと思うし、自分自身の力で何とかしたいです。
C： 薬を飲んで具合がよくなったのはよかったと思いますし、自分自身の力で何とかしたいというのもいいことだと思います。しかし、薬物治療については、よく話し合うべきだと思います。

具合が悪く、幻聴や被害妄想などの症状で困っている時には、薬物治療を行うことで調子がよくなります。そしてその後の数週間で、薬が症状をコントロールしてくれて、症状が消えていきます。薬物治療は初期の段階ではとても大事で、その他の治療やサポートを受けられる状態にしてくれます。

よい状態を続けることも同じく重要です。薬物治療は再発予防に役立ち、再発した時の重症度をおさえます。ですから、よくなったと感じていても、薬物治療を続けることが大事です。
P： もし薬物治療をやめたらどうなりますか？
C： 薬物治療をやめると、残念ながら半年以内に多くの患者さんが再発します。治療をやめた場合には1年以内に70～80％の割合で再発しますが、薬を続けることで再発率を15～30％に抑えることができます。社会復帰をしようとする時期にはストレスがかかるので、退院してしばらくは薬物治療を続けることが特に重要です。
P： 統合失調症は薬物治療で治癒しないんですか？
C： 統合失調症を完全に治す治療法は今のところありません。薬物は症状をコントロールし、安定した状態を維持できるようしてくれます。そして、回復が最大限になされるように、薬物療法以外の手段もあわせて行います。居住環境についての援助や、現在の仕事能力やどのような仕事が可能かを評価すること、職業訓練を行う訓練施設と連携を取れるように紹介したり、ボランティアの仕事の紹介を行います。具合が悪くなって入院すると、ひきこもって友人と連絡を取り合うことをやめてしまったり、趣味や興味を失ってしま

います。デイ・ケアや作業所では人と出会う機会を提供し、運動したり物を作ったりする作業など、さまざまな活動を提供します。
P： 薬はどう作用するのですか？
C： ある脳内の化学伝達物質が、思考や感情や行動を制御しています。一番重要な伝達物質はドパミンです。統合失調症は、これらの伝達物質の量と作用を変化させることで病気になると考えられています。薬はこれらの変化を調整してくれます。
P： 薬に依存しませんか？
C： 今飲んでいる薬は、依存を起こしやすい薬ではありません。
P： 副作用はありますか？ 病院にいる人たちが妙な動き方をしているようですが、彼らみたいにはなりたくありません。
C： どんな薬にも副作用があり、この薬にもあります。統合失調症の治療で使われる薬には、2つのタイプの薬があります。
　古いタイプの薬では、ふるえや身体のこわばりが起きやすくなります。ムズムズするような感じが起きることがあり、20人に1人では無意識に口や舌がひとりでに動くという症状がみられます。ある人は、感情の波がなくなり、眠くなったり、鈍くなったりします。
　今、あなたが飲んでいるのは新しいタイプの薬の1つです。新しいタイプの薬は、社会的引きこもりや意欲の低下など、陰性症状と呼ばれる症状の改善により役に立ちます。逆に、体重増加や性機能障害が古いタイプの薬より起きやすくなります。
P： 病棟にいる患者さんが、いつも感情を感じなくなったと言っていました。
C： まず、感情の平板化は、病気そのものによって起きることがあります。それを陰性症状といいます。新しいタイプの薬はこれらを改善するのに有効です。また、うつ状態のために感情が鈍くなることがあります。そういった患者さんたちは、抗精神病薬に加えて抗うつ薬を飲むとよくなることがあります。
　薬物治療のせいで感情がなくなったのであれば、他のタイプの薬に変えるか、量を減らすか、別の薬を使って副作用に対処します。
P： 今のところそういった副作用はありませんが、今後、副作用が出始めたらどうすればいいですか？
C： 担当の精神科医や病院スタッフ、訪問看護師が定期的にあなたにお会いしますから、もしそのような心配があれば、その中の誰かと話し合ってください。現在、使用できる抗精神病薬の種類は多く、量を調整したり、薬の種類

17. 抗精神病薬による治療の必要性を説明する　*81*

を変えたり、副作用止めの薬を追加することができます。
P： 毎日、家で忘れずに薬を飲むのは大変そうですね。
C： 寝る前に薬を飲むなど、日常生活に結びつけて薬を飲むことができれば一番です。薬入れに入れておくと、薬を飲むのを忘れずにすみます。
　　毎日薬を飲むのが大変であれば、注射で治療を行うこともできます。その注射は持効性注射剤と呼ばれる治療薬です。2週間〜4週間に一度の注射を行うことで、毎日、薬を飲んでいるのと同じ効果を得ることができます。日本では以前、従来型の抗精神病薬だけが持効性注射剤として使用可能でしたが、新しい抗精神病薬の持効性注射剤も使用できるようになりました。その他に聞いておきたいことはありますか？
P： いえ、特にありません
C： 今日の話をまとめると、薬物治療は、回復したり安定した状態を維持すること、再発を防ぐためにもとても重要です。もし薬について何か心配なことがあれば、私たちの誰かに気軽に相談してください。ご家族や友人と一緒に来ていただいても構いません。薬物治療についての説明とその副作用が書かれた薬の情報についてのパンフレットをお渡しします。
P： ありがとうございました。

II. 精神病性障害の診察

18. 錐体外路系の副作用を評価する

目的
抗精神病薬治療を受けている患者の錐体外路症状を評価できるようになる。

状況設定
抗精神病薬で治療を受けている患者が副作用を訴えているため、訪問看護師（保健師）が患者の診察を依頼してきた。錐体外路系の副作用について患者を評価すること。

チェックリスト
- [ ] さりげない観察
- [ ] 導入と経過
- [ ] 焦点づけした検査を行う
- [ ] 身体的検査とそれぞれの課題について説明する
- [ ] 寡動、筋固縮、異常運動、アカシジアを観察する

推奨されるアプローチ

待合室や、診察室に入る際の歩行、座り方、話し方などを観察する。

次のことを観察する
- 表出の減少/仮面様顔貌
- 身をかがめた姿勢
- 不明瞭な発音、会話の貧困
- 唾液の貯留や流涎

異常運動を観察する
- 振戦：繰り返される周期的で規則正しい動き。紙を手にもってもらった時

に最もはっきりとみられる
- 舞踏病様運動：不随意で不規則な素早い特発性運動
- アテトーゼ様運動：ゆっくりとした不規則で波状の運動

導入

C：お薬による副作用がみられるかもしれないということで、訪問看護師から診察を依頼されました。今診察させていただいてもよろしいですか？
　　現在どのような薬物療法を受けているか、教えていただけますか？
　　お薬の種類や量が最後に変更になったのはいつですか？
　　では、今のお薬で受けてきた問題について話していただけますか？
　　身体のどこかで異常な、または、不快な動きに気づきましたか？
　　あなたの顔や手、足に異常な動きがあると、他の人から言われましたか？
　　足にムズムズするような感じを経験したことがありますか？
　　日常活動への影響がどの程度あるかをたずねる。

C：検査をさせていただきたいと思いますが、よろしいですか？
　膝の上に手を置いて、軽く足を開き、地面に足をつけて座るように指示する。そして手をブラブラさせるように患者に指示する。異常運動を観察する。
　口を開けるよう指示する。安静位と舌を突出した位置での舌の攣縮運動（捻転運動）がないか観察する。
　できるだけすばやく親指でそれぞれの指（第2指〜第5指）を軽く触れる動作を患者にみせる。患者に同じ動きをするように指示する。正常の人では15秒間に40〜50回触れることができる。
　静座不能、または立ち上がって歩き回る必要性があるか観察する。
　立ち上がるように患者に指示する。体幹の不安定性や、異常運動を観察する。
　数歩、歩いて振り向き、いすに戻るように患者に指示する。これを2回行う。
　腕の振りの減少、緩慢な歩行、歩幅の短さ、突進歩行、足の引きずりなどを観察する。
　指の間をできるだけ広げて、手のひらを下に向けて両腕を前方に伸ばすように患者に指示する。異常運動を観察する。

C：私と同じように腕を前に伸ばして、肩の高さまで上げて、そのあと身体の横に手を下してください。
　正常の場合には、両腕は両側にぴったりと張り付く。緩慢さを観察する。

片手で患者の腕をもち、もう一方の手で患者の肘をもつ。

患者の腕を前後に動かし、抵抗の程度を確認する。反対側の腕で繰り返す。

患者の肘関節を曲げたり伸ばしたりして、固縮を確認する。

患者の腕関節を曲げたり伸ばしたりして、固縮を確認する。橈骨側、尺側への固縮も確認する。

治療者の腕で行っているのと同じように、反対の腕で動きを真似するように患者に指示する。特定の関節に集中してしまわないように、ランダムに関節の検査を行う。両腕の検査を行うこと。

足を自由に揺り動かせられるように検査台に座るよう患者に指示する。足首をつかみ、膝が部分的に伸びるまで上げるように指示する。下ろすように伝える。下ろす時の抵抗と揺れの減弱を観察する。

患者に協力への感謝を伝え、検査が完了したことを説明する。患者に何か質問や心配なことがないかどうかたずねる。

陽性の所見、陰性の所見を手短に説明する。

治療計画とその原理、治療の利点について説明する。患者にもう一度感謝を伝え、さらに質問がないかどうかたずねる。

II. 精神病性障害の診察

19. 離人症について聞き出す

目的
患者とラポールを築き、離人症状を聞き出せるようになる。

状況設定
持続的に非現実感を訴える若い男性患者が紹介されてきた。離人症の症状を聞き出すこと。

チェックリスト
- □ 患者をリラックスさせる
- □ 離人症の有無
- □ 現実感の喪失
- □ 随伴症状－感情、行動、感覚の変化
- □ 時間的な特徴
- □ 帰因
- □ 原因、関連する障害
- □ 影響、対処法

推奨されるアプローチ

　　　患者は説明の難しい離人感や現実感の喪失をしばしば体験することがある。治療者が問診に対する返答を間違って解釈してしまい、それらの症状があったと認識してしまうこともある。したがって、具体的な例を示しながらたずねることが重要である。

C：あなたが抱えている不快な体験の評価を行うために、主治医の先生が私に診察を依頼してきました。それでよろしいですか？
　　どのようなことが問題になっているのか説明していただけますか？

離人症

C： 今までに現実感がないと感じたことがありますか？
　　まるで自分が自分の身体の外にいて、自分自身を映画を眺めているかのように感じたことが今までにありますか？
　　現実に起きていることが、遠く離れたところで起きているかのように感じたことはありますか？
　　時々、夢の中で生きているかのように感じることがありますか？
　　自分の身体や、自分の身体のある部分に実感がわかなかったり、外にあるもののように感じたことがありますか？
　　身体の一部分が、他の残りの部分から切り離されたかのように感じたことがありますか？
　　ロボットのように感じたり、自分の動きが機械や装置のように時々感じますか？
　　泣いたり笑ったりする時、感情をまったく感じていないかのようなことがありますか？
　　それらを実際にみたり、聞いたり、体験したりしますか？ それとも心の中でそれらを感じますか？
　　それを詳しく説明してもらえますか？

現実感の喪失

C： 周りのものが現実のものでないように感じることがありますか？
　　実際の家や木をみた時に、それを実際のものと感じるのではなく、周囲が舞台の装置かのように現実のものではなく、作りもののように感じたことがありますか？
　　時間経過の中で、何かが変化していると感じましたか？
　　例を挙げていただけますか？

随伴症状

C： これらの経験をした時、他に何かが起きますか？
　　これらが起こるとき、どのように感じますか？
　　これらが起こるとき、はっきりとものごとを考えることができますか？
　　これらの体験をする時、考えがごちゃごちゃになりますか？

時間的な特徴
C：これらの体験はいつ起こりますか？
　　不安な時に起きますか？　それともリラックスしている時に起きますか？
　　どれくらいの頻度で起きますか？
　　これらのことは、いつもどれくらいの時間続きますか？
　　これらのことをどれくらい前から体験していましたか？

帰因
C：これらの体験を引き起こしているのは何だと思いますか？
　　外からの力が働いたり、誰かがそれらを引き起こしますか？
　　実際にこれらのことが起きていますか？　それとも単にあなたの想像ですか？

原因、関連する障害
C：その他に精神的な問題を抱えたことがありますか？
　　自分の意思に反して、あなたの心に考えが侵入してきますか？
　　繰り返しものごとを確認したり、数えたり、行わなければならないですか？
　　普段の気分はいかがですか？
　　あなたに危害を加えようとしたり、あなたの人生をみじめにしようとするような人や物がありますか？

影響、対処法
C：こうした問題があなたにどのように影響しますか？
　　びっくりしますか？
　　対人関係や仕事に影響が出ていますか？
　　これらの問題に対して、どのように対処していますか？
　　それらに対して何をしてきましたか？
　　どう取り組むのがよいと思いますか？
　　これらの体験に関わることで、他に私に伝えておきたいことがありますか？
　　その他にここで話し合っておいたほうがよいことがありますか？

要約

C： 私に話してくださったことをまとめてみましょう。私があなたの体験をきちんと理解できていたかどうか、教えてください。

II. 精神病性障害の診察

20. 暴力のリスクを評価する

目的

精神病性障害患者の暴力のリスクを評価できるようになる。

状況設定

妄想型統合失調症と診断された若年男性が、定期的に外来通院を続けている。病状が悪い時に、他人に暴力を振った既往がある。現在の他害行動のリスクを評価すること。

チェックリスト

☐ 共感
☐ 精神病症状
☐ 怒りの感情
☐ 物質の不適切な使用
☐ 計画、機会、対象
☐ 管理

推奨されるアプローチ

幻覚

幻覚についてたずねる。特に、命令形式の幻聴、患者を軽蔑するような幻聴、あるいは脅迫する内容の幻聴についてたずねる。
　幻覚についての病識
　誘因として考えられること
　どのようにしてそれらに対処しているか？
　特定の方法で患者に強制的に行動させているか？　または、自分自分の判断で行動できているか？
　攻撃的な行動をしたいと思うか、直接的にたずねる。

妄想

被害妄想、関係妄想がないか探る。

訴えている被害妄想に対し、どのように対処しようとしているか？

受動的な妄想、支配されるという妄想についてたずねる。

無力である、追い込まれている、支配されていると感じるか？

それに対して、彼は何をしたいと考えているか？

奇妙な妄想/考えであるか？

復讐や報復を考えているか？

相互交流がないにもかかわらず、恋愛妄想的な関心によって行動化されていないか。または、その相手に対し、監視する、ストーカー行為をする、手紙を書く、電話をする、探偵を雇うなどの行動を行っていないか問う。

関係性や嫉妬についてたずねる。

調査、監視、パートナーや恋人に危害を加えようとしていることが疑われる考えや行動についてたずねる。

怒りと易刺激性

怒りと易刺激性についてたずねる。

怒りは誰に向けられているか？

どれくらいの頻度で表出しているか？

それは人または所有物、あるいはその両方への暴力行動に関連しているか？

怒りの引き金は何か？

爆発をした後に後悔するか？

怒りは薬物あるいはアルコール使用と関連しているか？

物質の不適切な使用

現在のアルコール、薬物使用についてたずねる。

薬物とアルコールは、通常、患者の易刺激性や攻撃的行動にどのように影響を与えるか？

計画、機会、標的

どのようにして危害を加えようとしているか？

武器や化学物質を入手しているか？

危険にさらされているのは誰か？

どれくらい切迫しているか？

どれくらい深刻になりうるか？

管理
治療により危険性はどの程度低下するか？
薬物治療へのアドヒアランス（訳注3）についてたずねる。
薬物療法の内容が最近変更になったか？
気分の不快さを患者は感じているか？
もし入院治療が必要であるとされた場合に、患者はどう考えるか？
医師が利害関係のある者に通知する義務について患者と話し合う。
どれくらいの頻度で、診察を受けているか？
どのように精神医療サービスと関わっているか？

Ⅲ. 認知症の診察

III. 認知症の診察

21. 簡易精神機能検査（MMSE）

目的
　患者をリラックスさせて、不安を与えないような丁寧な接し方で簡易精神機能検査（MMSE：訳注8）を施行できるようになる。検査結果に影響をきたしうる聴覚障害や視覚障害にも注意を払いながら行う。

状況設定
　78歳の患者（田中さん）にMMSEを施行する。

チェックリスト
☐ ラポールを取れるよう共感的態度をとる
☐ 評価を行うことについて説明し、聴力、視力、理解力を確認する
☐ 教育水準や職業歴などの関連事柄についてたずねる
☐ MMSEを施行し、点数をつける
☐ 誤答した時に患者が傷つかないよう適切な反応をする

推奨されるアプローチ

　C： 私は＿＿＿＿といいます。今日は、ご高齢の方には皆さんにやっていただいている認知機能の検査を行わせていただきます。まず、田中さんのこれまでの経歴についてお聞きしてもよろしいですか？ 質問をさせてください。
　P： 何ですって？（田中さんは聞こえないような素振りをする）
　　　やや近づき、少し大きな声で話す。
　C： 今度は私の言うことが聞こえますか？
　P： はい。
　C： もし聞こえなかったら、教えてください。田中さんのご経歴について、いくつか質問をします。お年はおいくつですか？
　P： 78歳です。

C： 退職してどれくらい経ちますか？
P： 15年前に退職しました。
C： どんな仕事をしていましたか？
P： 教師をしていました。高校を卒業し、その後、大学の教育学部に進みました。
C： 記憶力のことで、何か気になることがありますか？
P： いいえ、気になることは特にありません。
C： 記憶力を調べるために、いくつか質問をしてもよろしいですか？
P： はい、かまいません。

見当識（時間）（5点）
C： 今年は何年ですか？
　　季節はいつですか？
　　何月ですか？
　　何日ですか？
　　何曜日ですか？
　正しく答えられればそれぞれに1点をつける。もし季節が移行期にあれば、どちらの季節も正解としてもよい。

見当識（場所）（5点）
C： この病院の名前は何ですか？
　　ここは何県ですか？（どこの都道府県ですか？）
　　ここは何市（区）ですか？ 何という街ですか？
　　ここは何階ですか？
　　ここは何地方ですか？
　正答できればそれぞれ1点ずつ与える。

記銘力（3点）
C： よく聞いてください。今から言葉を3つ言います。私のあとに続いて、その言葉をはっきりと言ってください。準備はよろしいですか？ では始めます。「桜、猫、電車」。いま言った言葉を言ってください。
　それぞれの言葉の間隔を1秒あける。正答できればそれぞれに1点を与える。言う順序は問わない。点数は、初回の返答に対してのみ与える。もし1回目の返答で3つとも繰り返せなければ、患者が3つとも言えるようになるま

で、さらに最大5回まで繰り返す。続いて、「ではこの言葉を覚えておいてください。あとでまたこの3つの言葉を言ってもらいます」と伝える。

注意力と集中力（5点）
以下のどちらかを行う。

順番に7を引く

C：100から7を引いてください。そこからまた7を引いて、私がいいというまで続けてください。100から7を引くといくつですか？…続けてください。

正答ごとに1点加え、最大5回まで引いてもらう。前に答えた数が正しくてもそうでなくても、前の数字から正確に7小さければ、正解とする。

逆唱

C：「フジノヤマ」を逆から言っていただけますか？

1文字につき1点を与える。

想起（3点）
想起の質問は、言葉を提示してから数分程度あけて行うのが望ましい。

C：先ほど覚えていただいた3つの言葉は何でしたか？

返答を促さない。もし思い出せなければ、思い出せるよう励ましてもヒントは与えないこと。患者が思い出せなかった時には、共感的に接して、正解できたところに焦点を置くこと。

正答できればそれぞれに1点与える。順番は問わない。

名前を聞く（2点）
ペンと時計をみせ、その名前を聞く。

それぞれの物の名前（あるいはその物の一部分）を正しく答えられたら、1点与える。

繰り返し（1点）
C：私が言うことを正確に繰り返してください。「みんなで力を合わせて綱を引きます。」

はっきり発音すること。聴力や理解力の問題がある場合には、最大5回までその文を繰り返してもよい。しかし、その文を復唱する1回目の返答にのみ点

数をつけること。

1回目の返答で、文を完全に正確に繰り返せたら1点を与える。

理解（3点）

C： 今からあることをするように指示しますから、注意してよく聞いてください。

この紙を右手に持って、それを半分に折って、床に置いてください。［右手に障害があれば左手を使う］

右手で紙を持ったら1点、それを半分に折れたら1点、床に置いたら1点を与える。

読解（1点）

C： これを読んで、その通りに行動してください。

「目を閉じてください」と大きな字で書いて患者にみせる。患者が目を閉じた場合のみ1点与える。読めなければ0点とするが、説明は行う。

書字（1点）

白紙とペンを患者に渡す。患者に文章を書くように指示する。患者が反応しなければ、天気について書くよう指示する。

主語と動詞を含む了解可能な文章を書いた場合のみ、1点を与える。文法の誤りや書き間違いは問わない。

描写（1点）

C： この図をまねして描いてください。

患者の前に、組み合わさった5角形の絵を置く。4つの角のある図形を形づくるように、交差する2つの5角形を書いた時に1点を与える。2つの図形は完全な5角形でなくてもよいが、5つの角がなければならない。

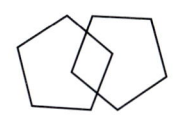

C： ご協力ありがとうございました。

患者の検査結果がよかった場合には：

C： とてもよい検査結果でした。全部が正解ではありませんでしたが、結果は

平均的な範囲内でした。
　　患者がうまく答えられなかった場合には：
C： 検査をやってみていかがでしたか？
P： あまりよくできませんでした。先生が指示されたように記憶できませんでした。
C： そうでしたか。田中さんは一部の質問ではよくできなかったかもしれませんが、よく答えられている質問もありましたよ。検査の結果に問題があった原因としては、いくつかの可能性が考えられますが、この原因をはっきりさせるために、もう少し検査をしたいと思います。これらの検査をしてから、もう一度お会いして、治療について話し合っていきましょう。
　　何か質問はありますか？
P： いいえ、検査の結果がそろうまで待ってみます。

III. 認知症の診察

22. 早発性認知症の患者を評価する

目的

早発性の認知症が疑われる患者の病歴を聴取し、検査を行えるようになる。

状況設定

精神科における既往歴はないが、5年前に冠動脈バイパス術を施行した60歳の独身男性が、もの忘れ、なじみのある場所で道に迷う、言葉が出ないなどの主訴で外来受診した。診断的面接を行うこと。

チェックリスト

☐ 病歴、精神状態、認知機能、身体的検査
☐ 適切な情報提供とガイダンスを行うこと

推奨されるアプローチ

P: 名前を覚えるのが大変で、友人と話す時に困るようになってきて時々困っていました。お忙しい先生のお時間を無駄にしなければいいのですが…。

C: それは気になさらないでください。詳しく調べていく必要があります。初めて問題に気がついたのはいつか、一番心配なことについて、話していただけますか？

P: 約1年前、仕事で面倒な問題をたくさん抱えていた頃に始まりました。私は地元の中学校で数学の教師をしていましたが、ミスを多くするようになりました。最初は大したことはないと思っていたんですが、長年知っている人の名前を忘れたり、その場にふさわしい言葉が出なくなってきました。それより以前は、狭心症はありましたがバイパス手術で改善していましたし、体調はまずまずでした。

C: そのことと心臓のバイパス手術について教えていただけますか？ 手術の後に何か変化を感じましたか？

P：何年も前から狭心症をわずらっていましたが、5年前にバイパス手術を受けました。私の知る限りでは経過は順調で、手術後も体調はとてもよかったと思います。その時は、記憶の検査は受けませんでしたが、問題があったとは思いません。先生はこのことと何か関係があると考えていらっしゃるんですか？

C：今の時点ではまだわかりませんが、記憶の問題は、もしかしたらこの手術の合併症として考えられる可能性があります。ですが、その他のあらゆる要因も関係している可能性があります。このことについてひと通りお聞きしてもよろしいですか？

認知障害の病歴
　記憶障害の経過と重症度を明らかにする。
　注意、集中力、計画、言語、全般的な知識、気分への影響、社会的機能、職業的機能、生活の質（QOL）における問題
C：他の人はこのことに気づいていましたか？

原因のスクリーニング
　認知症、甲状腺疾患、うつ状態、薬物使用の家族歴
　非合法な薬物、または処方された薬の最近の使用
　気分障害、精神病、不安障害の既往歴
　心血管系疾患、脳血管系疾患、内分泌疾患、神経疾患などの既往歴
　職業上のリスクファクター

日常生活活動
　やや複雑な活動についての問題：買い物、料理、金銭の取り扱い
　基本的な活動についての問題：セルフ・ケア、食事、着替え、排泄
　社会活動についての問題：対人関係、子育て、友人と会うこと
　安全における問題：運転、安全、ガス、電気
　代償的な行動：ノート、日記、携帯電話、思い起こさせるもの

社会的経歴
　職業歴、計画、家庭環境、専門的援助のレベル、アルコール使用、移動の手段、趣味・興味の変化や関わり方

精神神経学的症状、身体化症状

無関心、焦燥、脱抑制、イライラ感、怒り
常同行為、行動の問題
食事、睡眠、気力/倦怠感、性機能、歩行、感覚における変化

気分障害（「p.16, 1. うつ病の評価をする」の項を参照）

P： お話したように、気分の落ち込みを感じたりすることはありませんし、多少の心配を除いては、先生がおっしゃったような症状はありません。他に先生からの質問はありますか？

精神機能検査（MMSE）を行う。

P： 先生の質問が難しく感じました。記憶力がかなり落ちてきたと感じるようになってから、友人と会った時に恥ずかしい思いをするのが嫌で、友人に会うのを避けていました。そして、運転がとてもストレスに感じ、今では自分で運転をせず、送り迎えを利用しています。今でも、崖っぷちにいるような気分ですが、気分の落ちこみは感じていません。どうしてリラックスすることができないんでしょうか？

C： それは記憶に問題がある人たちがよく感じる問題です。日々の生活の中では、いろいろなことが要求されていますが、普段はそれらを難なく切り抜けています。しかし、記憶に問題があると、これらのことを避けるのは当然ですし、社交的な集まりを避けたり、通勤の際に他の人に送り迎えをお願いしたりするのは当然です。いずれにしても、こうした変化に気持ちを向けることは、とても重荷に感じます。人によっては、うつ状態や不安状態に進展してしまうこともあります。もしよろしければ、こうした心配がどれくらいあなたに影響を与えているのか、明らかにしておいてもいいかもしれません。

では、あなたの記憶力を検査して、身体的な検査を行いたいと思います。

認知機能の評価（MMSE）を行い、身体的検査に焦点をあてる。
- 一般検査：覚醒度、呼吸、振戦、発汗、顔色、ばち指、末梢性浮腫
- 血管系：心拍数、血圧、頸動脈圧、高脂血症の徴候、胸部の検査、心音
- 神経系：歩行、会話、不随意運動、脳神経、視野、眼底検査、筋力や感覚の変化、平衡感覚、協調運動、反射、原始反射、感覚脱失・命令による閉眼維持の困難などの減弱徴候
- 全身症状：肝臓、生殖器・泌尿器系、皮膚科的検査

P： 実は、自分でインターネットで記憶障害の原因について調べましたが、とても複雑でした。詳しく教えていただけませんか？

C： インターネットには間違った情報もたくさん書いてあるので、信頼できるサイトをみることをお勧めします。記憶障害について詳しく話し合いましょう。もしさらに情報が必要でしたら、情報を提供します。(「p.103, 23. アルツハイマー病について説明をする」の項を参照)

　　記憶障害は、晩年期においては特に多くみられ、必ずしも深刻な原因があるとは限りません。実際のところ、多くの原因は何らかの治療を行うことで、改善することがあります。正常な加齢として起きるような、比較的、些細な変化に注意が向きすぎているだけのこともあります。頻度は少ないですが、うつ病が注意や集中力の問題を引き起こしていることもあります。記憶障害がより深刻な場合には、身体的な状況が脳に影響を与えているということで説明がつくかもしれません。強調させていただきたいのは、こういった状況でさえも、必ず何らかの治療方法はあるということです。考えられるさまざまな原因を除外するために、簡単な血液検査をしておきたいと思います。記憶障害があり、それが何ヶ月も続く場合には、認知症と呼ばれる状態です。しかし、今の段階では、まだあなたが認知症であると診断を下すことはできません。

P： ありがとうございます。とても助かりました。結局のところ、何が起きているんでしょうか？

C： 記憶のことを心配されて診察にいらっしゃいましたが、このことは重要だと思いますから、精査を続けたいと思います。うつ病が原因のようには思いませんが、5年前の心臓の手術についてはもう少し詳しく情報を集めたいと思います。もし了承をいただければ、主治医に情報提供を依頼し、主治医とも相談したいと思います。また、次の診察の際にご家族も同席いただければ、治療を進めていく上で役に立つと思います。血液検査とCT撮影を行ってもよろしいですか？　その他にも記憶の検査や脳血流の検査を行う必要があります。またあらためてお会いして相談しましょう。とりあえず、記憶障害について書かれた冊子が役に立つと思います。もしご興味があれば信頼のできるインターネットのサイトをご紹介しましょう。

Ⅲ. 認知症の診察

23. アルツハイマー病について説明する

目的

アルツハイマー病と診断された患者の家族とラポールを構築できるようになる。経過、機序、徴候と症状、治療と予想される見通しを家族が理解できるように説明する。

状況設定

佐藤さんは、最近「メモリークリニック」を受診した79歳男性（田村さん）の娘である。田村さんは81歳の妻と同居している。進行性の記憶障害が1年間続いていたため、かかりつけ医が彼を紹介してきた。メモリークリニックで血液検査、CT撮影、神経学的検査を行った結果、早期のアルツハイマー病と診断された。佐藤さんは、父親の病状について相談するために予約を入れてきた。この面接の前に、田村さんの病状について娘と話し合うことについて、本人から同意を得た。

チェックリスト

☐ 共感的アプローチ
☐ 医学用語ではない言葉を用いる
☐ 家族が心配していることを話してもらう
☐ 両親についての彼女の不安に配慮する
☐ アルツハイマー病でよくみられる徴候と症状を説明する
☐ 起こりうる潜在的問題について話し合う
☐ 見通しについて話し合う
☐ 治療について説明する
☐ 要介護認定の手続き、受けられるサービスについて説明する
☐ 社会的支援など、実際的な援助があることを伝える
☐ 間違った安心感を与えないように気をつけながら、希望をもたせる

推奨されるアプローチ

C： 佐藤さん、今日はどんなご相談でいらっしゃいましたか？

R： 先生、お時間を取っていただいて、ありがとうございます。父に何が起きているか、詳しく教えていただけませんか？

C： ご存じのように、お母様とかかりつけ医が、お父様の記憶力の低下のことで心配されていました。記憶障害の専門のクリニックで診察をしましたが、お父様には明らかな記憶障害があり、詳しい検査を行いました。検査の結果、記憶力の低下は、アルツハイマー病と呼ばれる状態によって起きている可能性が高いと考えられます。

R： 年齢によるものとは言えないのでしょうか？ 父は79歳という高齢ですから。

C： 年齢を重ねると、新しいことを覚える能力が低下することは一般的によくありますが、これらの変化は、通常は非常に軽くて、それほど目立たないものです。残念ながら、お父様にみられた記憶力の低下はこれよりも進んだもので、そのためにさまざまな問題が起きていると考えられます。

R： 行った検査とその結果について教えていただけますか？

C： 記憶障害の経過やどのように進行したかを把握するために、ご両親にお会いして診察を行いました。うつ病が似たような記憶力の低下を引き起こすことがあるので、うつ病でないことを確認するために、気分についての問診も行いました。

　身体的な検査も行いましたが、記憶障害を起こすような身体的疾患の徴候はみられませんでした。

　甲状腺機能障害やビタミン欠乏も記憶障害を起こすことがあるので、これらの状態を除外するために血液検査を行いましたが、これらは正常でした。

　臨床心理士は、記憶力とあらゆる精神機能について、より詳しく評価を行いました。その検査では、記銘力に障害があることが明らかになり、情報を統合して判断を下すことにも支障が出ていることがわかりました。

　最後にCT検査を行いました。これは脳の断面を撮影する特殊な画像検査です。この結果、脳に萎縮がみられていましたが、脳梗塞や脳腫瘍などはありませんでした。

R： アルツハイマー病はどんな病気ですか？

C： 年をとるに従い、誰でも脳細胞は減少します。アルツハイマー病の人では、このプロセスが普通の人よりもより急速に進みます。記憶をつかさどる

脳の部分が通常、最初に影響を受けます。アルツハイマー病では、かなり以前の記憶に関しては比較的保たれることが多いですが、だんだん忘れっぽさが目立つようになり、新しいことを覚えることができなくなってきます。ですから、家の中で物をなくしたり、何度も何度も同じことを聞くようになります。その後、脳のその他の部分にも影響がみられるようになり、会話や、食事の準備や身仕度、整容などの日常生活への影響が目立つようになります。

R： 父の症状はだんだんひどくなるということですか？

C： 残念ながら、この病気は進行性の病気です。記憶障害の悪化を遅らせるような薬を開始しましたが、病気が完全に治るというわけでななく、残念ですが少しずつ進行します。

R： 母に対して暴力的になりますか？

C： 暴力はアルツハイマー病の患者さんに必然的に起きることではありませんが、残念ながら患者さんの18%〜65%に攻撃性が増すことがあります。しかし、それらは行動というよりも、言葉によるものが多く、病気の進行した時期に多くみられます。攻撃性は、介護をしてくれる人との関係がうまくいっていない場合や、以前の生活においても攻撃的だった人に多くみられます。お父様の場合にはどちらもあてはまりません。

R： 父はどれくらい生きられるのでしょうか？

C： はっきりしたことは言えませんが、診断を受けてから16年以上も生きられる人もいます。多くの研究では、診断を受けてから5〜6年と言われています。しかし、お父様の場合には、病気の早期に診断を下されたので、これよりは長くなると考えられます。しかし、これらは単に平均値であって、それぞれの患者さんに対して明確に予測することはできません。言えるのは、お父様の病気は現地点では比較的軽度で、年齢にしては身体の状態が良好だということです。

R： 母は父の世話と母自身の世話をしなければいけませんが、母はどうすればいいでしょうか？ 母も81歳なのですが…。

C： お母様には、支援や介護が必要になると思います。介護保険制度を利用されることをお勧めします。

R： その制度を利用するにはどのような手続きが必要ですか？

C： ご本人またはご家族が市区町村にある地域生活支援センターやその支所、介護保険課で「要介護認定」の申請をしていただく必要があります。

R： 申請した後は、どのような流れで手続きが進み、どのような介護サービス

を受けられるようになるのですか？
C： まず調査員が訪問し、ご本人やご家族から話を伺い、心身の状態を調査します。また主治医のもとに意見書の記載依頼が届くので、こちらで意見書を作成し、お送りします。訪問調査の結果と主治医意見書をもとに、介護認定審査会が、どれくらい介護が必要かなどを審査・判定します。原則として申請から30日以内に認定結果が通知されます。
R： その認定結果によって、どのような介護サービスを受けられるようになりますか？
C： 具体的には、介護度が「要支援1・2」の方は介護予防サービス、「要介護1〜5」の方は居宅サービスか施設サービスを利用します。ケア・マネージャーなどと相談して、本人の希望や状態に応じた介護サービス計画、またはケア・プランをたてます。そして、本人または家族がサービス事業者と契約を結び、ケア・プランにもとづいてサービスを利用します。
R： 費用はどれくらいかかるのでしょうか？
C： 原則として費用の1割が利用者の負担となります。実際的な援助の内容については担当のケア・マネージャーとよく相談していただきたいと思いますが、介護度によってはデイ・サービスや介護ヘルパーによる入浴のサービスなどを受けることができます。介護するご家族の負担を軽減するために、毎月1週間程度のショートステイを利用することもできます。最終的に、お母様が自宅でお父様の面倒をみていけなくなったと感じた時には、ケア・マネージャーと相談して老人ホームに入所できるように相談を進めていきます。今日は基本的なことしかお話しできませんでしたが、何か聞いておきたいことはありますか？
R： いいえ、先生。いろいろと教えてくださり、どうもありがとうございました。早速、介護保険の手続きをしてみます。

III. 認知症の診察

24. 抗認知症薬について説明する

目的

アルツハイマー病患者の介護者とラポールを築き、抗認知症薬について説明できるようになる。

状況設定

アルツハイマー病患者の妻に、抗認知症薬について説明すること。

チェックリスト

- □ 共感的な態度を取る
- □ 薬の種類
- □ 作用機序
- □ 禁忌
- □ 副作用
- □ 有益性
- □ モニタリング
- □ 間違った安心感を与えることを避ける
- □ 援助を行う

推奨されるアプローチ

C： ご主人がアルツハイマー病と診断され、とてもお気の毒ですね。ご主人に対する薬物治療の可能性について、話し合いをご希望されているとうかがっています。

P： ええ、困っているのでぜひお願いします。

C： 薬について説明させていただいてもよろしいですか？ 質問があったら遠慮なくしてください。

P： はい。

107

C： 軽症から中等度のアルツハイマー病への治療に、ドネペジル（アリセプト®）という薬があります。ご主人には、この薬が合うかもしれません。

P： この薬がどんなふうに役に立つんですか？

C： この薬はご主人の病気を完全に治すことはできません。ある程度の期間、病気を安定させたり、状態を改善することができます。行動や気分の面で全般的に改善していると介護者が気づくことも多くあります。アルツハイマー病の患者さんでは、薬を飲み始めると生活への興味が高まり、病状がよくなることがあります。

P： 薬はどのように作用するんですか？

C： アルツハイマー病では、アセチルコリンと呼ばれる脳内の化学物質が不足します。この薬は、脳内のアセチルコリン濃度を上昇させることによって作用します。

P： 薬を始めるにはどうすればいいですか？

C： まずご主人に薬が適しているかどうか判断しなければなりません。ご主人は胃潰瘍や喘息、慢性の呼吸器疾患などにかかったことがありますか？

P： いいえ。

C： 心臓病や、腎機能障害、肝機能障害がありますか？

P： いいえ、主人は記憶の問題を除いてはとても健康です。

C： 何か薬を飲んでいますか？

P： いいえ、どうしてですか？

C： ある薬との相互作用を避けるために、注意しなければいけません。その薬には、抗菌薬のエリスロマイシンや抗うつ薬のフルオキセチン（酵素阻害）、抗結核薬のリファンピシン、抗てんかん薬のフェニトイン、カルバマゼピン（酵素誘導）、抗不整脈薬のジゴキシンなどがあります。

P： 何か副作用がありますか？

C： ええ、でも通常は問題にならないことが多いです。
　一番多い副作用は、投与を開始した時期に、吐き気や気持ち悪さを感じることです。そのため、食事の後に服用されることをお勧めします。もし、ひどく吐き気が出たり、実際に吐いてしまった場合には、この薬が合っていないことになります。もし、その他の副作用がみられたら、この薬を続ける価値があるかどうか、よく検討しなければなりません。

P： 治療はどうやって行われるんですか？

C： 1日に1回、通常は朝に飲んでいただきますが、ドネペジルの3mg錠から開始します。吐き気や下痢などの副作用が起きていないかを確認し、2週間

後に5mg錠に増量します。治療開始2週間後に、ご主人の様子をうかがうためにお会いしたいと思います。場合によっては、症状の変化と副作用をしっかりと観察しながらこの薬を10mgまで増量することがあります。
P： どれくらいの期間、薬を飲むんでしょうか？
C： まず、3ヶ月後の時点であらためて有益性を判断します。効果がなければ、薬を中止するかもしれません。ご主人に改善がみられれば、治療を継続する価値があるかどうかを検討するために、約2ヶ月ごとに診察を行う必要があります。患者さんによっては、はっきりとした有益性がみられないので薬を中止することがありますが、中止後に病状が急速に悪化することがあり、その場合には薬の再開を検討することがあります。
　　　その他に聞いておきたいことはありますか？
P： これからどうすればいいのかよくわからないのですが…。
C： そうですか。すべきことがたくさんあるので、わからなくなってしまうのも無理もないですね。情報を整理するために、少し時間が必要だと思います。アルツハイマー病の治療について書かれたパンフレットをお渡しします。それをお読みいいだいて、ご家族、友人、主治医と話し合っていただきたいと思います。来週またお会いして、薬について相談したり、その他の援助についても調整を行いたいと思います。ご家族やご友人と来ていただいてもかまいません。

III. 認知症の診察

25. 前頭葉機能を評価する

目的

前頭葉機能の評価を行えるようになる。ベッドサイドでの簡易検査を含めて行い、細やかな配慮をして共感的な態度で行う。

状況設定

ある男性の前頭葉機能を評価する。

チェックリスト
- [ ] 共感、ラポール、忍耐
- [ ] 導入
- [ ] 評価の計画
- [ ] 知覚、運動、言語
- [ ] 順序づけ/運動制御
- [ ] 抽象概念
- [ ] 認知の柔軟性
- [ ] 言語流暢性
- [ ] 意味の似た言葉を挙げる
- [ ] 原始反射

推奨されるアプローチ

C: 私は_____といいます。最近、以前の様子と違うとかかりつけ医が心配され、お会いするように頼まれました。記憶と集中力に関する検査を少しさせていただきたいと思います。まず、自分自身のことについてお話しできれば、どのような状態なのか教えてください。

患者に自由に話をする時間を与える。過度の親近感、脱抑制、焦燥感、不注意、アパシー、無関心、保続症について観察する。

P：快調です。何も問題はありません。妻は、私が他人に対してなれなれしい、いつもセックスしたいなどと言っていて、もともとの私らしくないと言います。それの何がいけないのか、よくわかりません。
C：自分自身について、何か困っていることはありますか？
P：いいえ、とても絶好調です。先生はどうですか？ ちょっと顔色が悪いですね。あだ名で呼んでもいいですか？
C：＿＿＿＿と呼んでいただいてもいいですよ。では、お話していたいくつかの検査をしてみましょう。

　後述する検査は、前頭葉の評価を行うことができる。これらの検査の多くは定性的であり、したがって、個々の患者のどの部分に問題があるかを明らかに記述することが重要である。

運動制御、課題を開始する能力、説明に従って行う能力に関する検査
　これらの検査では、保続がみられるかもしれない。次の検査のすべてを完了する必要はない。
C：左手をあなたの頭のてっぺんにおいて、両目を閉じてください。
　即座に次の課題に移る。次の課題に移る前に、元の姿勢に戻ってよいと伝える。
C：よくできていました。では、私がテーブルの下を1回叩いたら、あなたはテーブルの上を2回叩き、私が2回叩いたらあなたは1回叩いてください。
　　次のように数字と文字を言っていただきます。1あ、2い、3う……
　　次に来るのは何ですか？ では1からはじめてください。わたしがストップというまで続けてください。
　ペンと紙を使って患者にたずねる。
C：この図を続けて描いていただけますか？

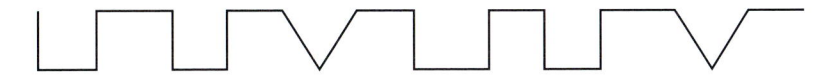

指–鼻–指テスト
　右の人差し指を患者のほうに差し出す。
C：私の指をさわってください。
　その場所から指を動かし、次のように言う。
C：では自分の鼻をさわってください。

25．前頭葉機能を評価する　*111*

患者は医師の指から自分の指を離し、同じ指で自分の鼻を触れなければならない。

課題遂行力の検査
C： 私が鼻に触ったら、指をこのように上に上げてください。
　右の指を上げる。
C： 私が指を上げたら、このように自分の鼻をさわってください。
　右の人差し指で鼻をさわる。
　もし可能であれば、患者に指示を繰り返してもらう。
　課題を開始する。患者が反応している間は指を離す。

系列運動の検査
C： これができますか？
　患者に手の形の順を実演してみせる。パーから始め、グー、チョキの順で示す。
C： では私に続いてください。「やめてください」というまで続けてください。
　医師は動くのをやめる。医師が動きをやめてからも、患者は3サイクルを間違いなく行うことができなければならない。

抽象概念
C：「転ばぬ先の杖」というのは、どういう意味ですか？
　または
C：「石の上にも3年」というのは、どういう意味ですか？
　同じようなことわざをたずねたり、りんごとオレンジの違いは何ですか、という質問をする。

言語流暢性
C：「か」ではじまる言葉を、60秒以内に言えるだけ言ってください。
　　結構です。では今度は「あ」ではじまる言葉を言ってください。
または
C： では、60秒間で動物の名前を思い出せるかぎり言ってください。
　　よくできていましたね。では、果物と野菜を言ってください。
　年齢と教育レベルによっては、15秒間加える。

推察能力

C: 日本人女性の平均的な身長はどれくらいですか？
　　一番収入のよいよい職業は何ですか？
　　家に一般的にあるもので、一番大きいものは何ですか？

原始反射

　把握反射：橈側から尺側に手掌をこすると、反対側の掌握がみられる。

　口とがらし反射：鼻下溝を下に向かってこするか、唇を舌圧子でやさしく叩くと、唇の突出がみられる。

　手掌おとがい反射：同側の母指球を擦ったときの収縮（訳注9）

C: ご協力ありがとうございました。よくできていらっしゃいました。

Ⅲ. 認知症の診察

26. 前頭側頭型認知症に随伴する病歴

目的

　前頭側頭型認知症の症状について理解・把握し、前頭側頭型認知症が疑われた人の家族から随伴する病歴を詳しく聴取できるようになる。

状況設定

　前頭側頭型認知症が疑われた患者の妻から、随伴する病歴の聴取を依頼されている。

チェックリスト

- ☐ 共感的な態度を取る
- ☐ 前頭側頭型認知症の症状
- ☐ 症状の出現と進行の仕方
- ☐ 鑑別診断
- ☐ 関連する病歴：既往歴、外傷、家族歴、病前性格など
- ☐ 検査の計画を立てる

推奨されるアプローチ

　　C： ご主人が長らく調子をくずされてお気の毒です。ここでご主人が抱えてきたことについて、いくつか質問をさせていただきます。奥さんが気づいた変化の様子や、その変化がどのように進んできたかを詳しくうかがうことで、有益な情報が得られると思います。
　　R： 先生からの質問にできる限りお答えしたいと思います。
　　C： ありがとうございます。いただいた紹介状によると、ご主人はもともとのご主人らしくなくなってきていらっしゃるようですね。どのように変わってきたか、話していただけますか？
　　R： 主人は私が結婚した時とは、まるで別人のようです。冷淡になり、何も真

剣に考えなくなりました。そして、ものごとへの関心もすっかり失ってしまいました。私が注意しなければ、洋服を着替えようともしません。
C： どのように変わってしまったか、もう少し詳しく話していただけますか？
R： 主人はとても気むずかしく、怒りっぽくなりました。時々、公共の場で私に恥をかかせるようなことをしてしまいます。
C： 奥さん自身もお困りで、とてもご苦労をされていらっしゃるようですね。ご主人がどんなことをしたか、話してくださいますか？
R： 診察を受けるために女医さんのところへ行くと、その先生にキスをしてしまいます。バスの中では見知らぬ人に話しかけて、立ち入った質問をしてしまいます。
C： こういったことは、いつ頃から始まりましたか？
　　突然始まりましたか？ それとも徐々にでしたか？
　　ご主人の変化に最初に気づいてから、症状はひどくなってきましたか？ それとも同じですか？ 症状に変動がありますか？
R： 振り返ってみると、3年くらい前から始まりました。怒りっぽくなって、よくしゃべるようになりました。最近では、万引きをして捕まってしまいました。それ以来、だんだんひどくなってきています。

前頭側頭型認知症のその他の症状を詳しくたずねる
行動の障害
- 自己への無関心、身支度をしない
- 脱抑制、性的逸脱行動、攻撃性
- 錯乱状態、衝動性、根気のなさ
- 病識の欠如
- 危険性の評価をする

気分症状
- 抑うつ症状、不安
- 感情的引きこもり、無関心
- 自発性の欠如
- 心気症、身体への異常な執着

言語能力の障害
- 進行性の発語減少

- 常同的な会話：限られた語彙・語句・話題の繰り返しなど
- 反響言語、言語保続
- 晩年期の自閉

身体症状と徴候
- 早期にみられる失禁
- 筋固縮、振戦、寡動

鑑別診断を考える
- 血管病変、頭部外傷、その他の占拠性病変によって二次的に起こる側頭葉症候群：これを疑うために、発現の仕方と各疾患のリスクファクターについてたずねる
- その他の認知症：アルツハイマー病など：認知症状についてたずねる
- 精神作用物質の不適切な使用
- 気分障害：気分の変動と関連症状についてたずねる
- 精神病性障害

R： 先生、主人はどんな状態でしょうか？
C： 今は診断をはっきりさせるために、情報を集めている段階です。この問診は、病状の評価を行うための一部分にすぎません。次回はご主人にお会いして、少し検査を行いたいと思います。その後、検査の結果をもとに、あなた方と一緒に話し合いたいと思います。今の段階では、いくつかの可能性を考えています。脳の前方の部分に障害があるとすれば、ご主人の症状を説明できますし、うつ病でご主人の症状が説明できるかもしれません。

III. 認知症の診察

27. 認知症に随伴する病歴

目的
　認知症が疑われる患者の家族とラポールを築き、系統的かつ構造化された方法で随伴する病歴を聞き出せるようになる。

状況設定
　認知症が疑われた患者の妻から、随伴する病歴を引き出すこと。

チェックリスト
- [ ] 共感性、ラポール
- [ ] 認知、機能、行動における症状、精神症状、身体症状
- [ ] 症状の発症と進行
- [ ] リスクの評価
- [ ] 病歴：既往歴、精神科的既往歴、生活歴、家族歴など

推奨されるアプローチ

　C： おはようございます。私は医師の＿＿＿＿です。ご存知のように、ご主人は記憶症状の評価を勧められています。ご家族からご主人の症状と、その症状がご主人にどう影響しているかについて、詳しく把握することが必要です。ですから、少し質問をさせていただきたいと思います。話の途中でも質問をしていただいてかまいません。
　R： ありがとうございます。可能な限り先生の質問にお答えしたいと思います。
　C： ご主人が抱えている問題についてや、それがどのようにご主人に影響しているかという質問が中心になりますが、奥様ならきっと答えられると思います。質問のいくつかは、ご主人と関係がないように思えるかもしれませんが、記憶症状についての基本的な評価として行います。

ご主人の抱えている問題を詳しく話していただけますか？
R： 主人はもの忘れがとてもひどくて、大騒ぎをすることがあります。
C： 具体的には、どのようなもの忘れがありますか？
R： 主人は私が言ったことを忘れてしまいます。同じことを何度も何度も聞いてきます。物をどこに置いたかを忘れてしまい、それを探すのにかなりの時間を費やしています。
C： その他にも気づいたことはありますか。
R： 主人の運転のことを少し心配しています。道に迷ったり、自分がどこにいるかわからなくなってしまうのではないかと思います。数ヶ月前の休日、車を運転中に主人は道が全くわからなくなりました。私は主人の向かうところへ一緒に付き合わなければなりませんでした。その時に、診察を受けなければならないと思いました。
C： その他にも心配していることがありますか？
R： 主人はとても静かで、1人で時間をすごすか、テレビをじっとみていますが、それを理解しているようには思えません。

認知機能
　すべての認知領域の症状についてたずねる。
　　短期記憶、長期記憶。刺激や認知は機能しているか。それは一貫しているか、まだらであるか。
　　時間の失見当識、空間の失見当識
　　言語障害、言葉の想起の問題、失語
　　理解力
　　行動障害、書字障害、読解の困難
　　視覚空間の障害、失認
　　判断、決断力
　　遂行機能、計画の始動など
C： お話しいただいた記憶の問題のために、ご主人のセルフ・ケアの能力や、以前できていたことをする上で影響が出ていますか？
R： 先生、そうだと思います。ゴルフができなくなり、支払いを二重にしてしまったり、何度か薬を飲み忘れていたと思います。

機能低下の程度の確立
　行動面の症状、精神症状についてたずねる。

患者に引きこもりがあることが示唆された。したがって、うつ病症状、アパシー、不安、精神病症状、幻視、前頭葉症状、睡眠障害、反復行動などについてたずねる。

知覚障害、歩行障害、パーキンソニズム、手足の虚弱、失禁、食欲の変化など、関連する身体症状を簡単にたずねる。

発症と進行

これらの症状の発症が突然に起きたか、徐々に起きたかをたずねる。

もし突然に起きたなら、身体的なことなど、その他のこととの関連があるか？

突然に発症したことと、突然に認識されたことを区別する。

最初に気づかれた症状はなにか？

症状はどのように進行したか？ 例えば、ゆっくり進行したか？ 階段状に進行したか？

症状は動揺性か？

症状は夜に増悪するか？

危険性の評価をする

家、台所での安全性など

財産管理

薬の不適切な使用、例えば、飲み忘れ、過量服薬

運転についての簡単な評価

遺言書を作成したか

病歴におけるその他の関連因子

現在の薬物療法

既往歴

精神科病歴

家族歴－詳細に尋ねる：患者はアルツハイマー病の家族歴を否定するかもしれないが、「老齢期」の状態、あるいは晩年に混乱状態になった人がいるかどうかをたずねると、家族歴が明らかになることがある。

生活歴や認知症の危険因子
- 教育
- 職業

- ・アルコール
- ・頭部外傷
- ・殴り合い
- ・生活状況

家族の協力に感謝を伝え、今後の計画について説明する。

C: もう一度ご主人にお会いしたいと思います。記憶力の検査、血液検査、頭部CT検査を行いたいと思います。その後、お二人にお会いして、評価の結果と治療について相談したいと思います。
　　何か質問はありますか？
R: いいえ、先生、ありがとうございます。

III. 認知症の診察

28. 認知症の介護サービスについて説明する

目的

認知症患者を抱えて悩んでいる家族とラポールを築き、現在の認知症の介護サービスを把握して、家族に説明する。

状況設定

認知症治療病棟に77歳のアルツハイマー型認知症(軽度)の男性患者が入院している。入院の原因となったせん妄は、現在では改善している。退院後の在宅ケアにあたって、患者と二人暮らしをしている妻が介護サービスの説明を希望している。退院後の介護サービスについて説明すること。

チェックリスト

- □ 共感的な態度をとる
- □ 家庭環境を評価する
- □ 家族と連携をとる
- □ 介護申請について確認する
- □ 介護サービスの理解を深め、説明する
- □ 施設入所について検討する

推奨されるアプローチ

R: 今日は退院後の介護サービスについて教えてください。
C: わかりました。介護は長期にわたりますし、ご本人と一緒に生活しているのが奥様だけですから、介護をする奥様のご負担やご苦労は大変なものだと思います。例えば、介護による身体的負担や精神的負担、病気や介護サービスへの知識不足、周囲の理解不足、外出がこれまでのように思うようにできないことからくるストレス、経済的負担などです。この負担を軽くするためには、公的介護の手助けが欠かせません。介護保険は申請されましたか?

R： まだ申請していません。申請をするにはどうしたらいいですか？
C： 介護サービスを利用するには、まず市区町村の役所の窓口に要介護認定の申請をします。その後、市区町村の職員や委託を受けた居宅介護支援事業所などのケア・マネージャーが自宅などを訪問し、本人の心身の状況などを調査します。この調査票をコンピューターで分析し、要介護状態区分を導き出します（コンピューターによる一次判定）。
R： ケア・マネージャーはどういう仕事をする人ですか？
C： 介護サービス利用者に適したケア・プランの作成や、施設選びを行う幅広い介護知識をもった専門家です。ケア・マネージャーは、居宅介護支援事業所に所属しています。介護サービスを利用する方々、そしてそのご家族に対して、一番身近で相談に乗ってくれる役割の人です。
R： 申請する時には医師による意見書が必要になりますか？
C： はい。かかりつけ医が病気や障害などをまとめて医学的な見地から意見書を作成し、市区町村に提出する必要があります。一般的には、介護申請をする際にかかりつけの病院名と医師名を記載すると、そこへ意見書記載の依頼と意見書の用紙が送られてくるので、病院ではそれに記載してお送りしています。

そして、コンピューターによる一次判定の結果や認定調査の際の特記事項・主治医意見書に基づいて、介護認定審査会でどれくらいの介護が必要か審査し、要介護度を判定します。介護認定審査会は、保健・医療福祉の専門家5名で構成されています。審査・判定の結果により、利用できる介護サービスが異なります。

　「非該当」の場合、地域支援事業による介護予防事業のみ利用できるのに対して、
　「要支援1～2」の場合、介護保険の介護予防サービス（新予防給付）を利用でき、
　「要介護1～5」の場合ですと、介護保険の在宅・施設サービス（介護給付）を利用できます。

こういった介護サービスをうまく利用することは、利用者、ご家族にとっても有益です。また、デイ・サービスなど、通所施設を利用することで、単に介護者の負担を減らすだけでなく、患者さん自身のリハビリテーションになり、生活リズムが整ったり、生活に張りが出てきたり、明るく積極的になった、という声が聞かれることもあります。

では、これから奥様に介護保険の申請をしていただきたいと思いますが、

他に疑問点はありますか？
R： いずれ施設に入所することも考えていますが、具体的にどんな施設がありますか？
C：「施設サービス」は、生活介護が中心か、治療が中心かなどによって下記3種類の施設にわかれます。
　①**介護老人福祉施設（特別養護老人ホーム）**・・・日常生活で介護が必要な方が対象です。
　　常に介護が必要で、自宅での介護が難しい方が入所して、日常生活の介助などを受けます。
　②**介護老人保健施設**・・・自宅に戻るためにリハビリテーションを受けたい方が対象です。
　　病状が安定し、リハビリテーションに重点を置いたケアを必要とする方が入所して、医学的な管理のもとで介護や機能訓練などを受けます。
　③**介護療養型医療施設**・・・長期間、医療ケアが必要な方が対象です。
　　病状が安定し、長期間の療養が必要な方が入所して、医療や看護または介護を受けます。
R： 先生、ありがとうございました。これからもいろいろお世話になると思いますが、よろしくお願いします。

Ⅳ. 精神作用物質使用に関わる疾患の診察

IV. 精神作用物質使用に関わる疾患の診察

29. アルコール歴について聞き出す

目的
アルコール歴を詳細に聞き出せるようになる。

状況設定
工場に勤務する40歳の山下さんが、胸痛の精査のため内科病棟に入院した。スクリーニングで行った血液検査では、γGTP上昇、MCV上昇がみられた。内科医より患者の評価の依頼を受けた。アルコール歴について聞き出すこと。

チェックリスト
- [ ] 手際よく話題の導入を行う
- [ ] アルコール摂取の頻度、週に何日か
- [ ] アルコール歴
- [ ] Edward and Gross（1976）の診断基準（訳注10）：
    - 耐性
    - 離脱症状
    - 気分を落ち着けるための飲酒
    - 飲酒の状況
    - アルコールへの衝動
    - 生活における飲酒の重要性
    - 再開した時の飲酒ペース
- [ ] CAGE（訳注11）：
    - 節酒（cut down）
    - 周りにうるさく言われる（annoyed）
    - 罪悪感（guilty）
    - 迎え酒（eye-opener）
- [ ] 危険因子の把握
- [ ] 治療をどう組み立てるか

- □ 病識の有無
- □ 診察のまとめ
- □ 治療への動機づけ

推奨されるアプローチ

アルコール歴の評価は、治療の最初の段階に行うべきである。患者に対して批判的・審判的になってしまいそうな気持ちを抑えること。

導入

C： こちらの病院には、胸痛の検査と治療のために入院しているとうかがっています。山下さんにお会いして血液検査の結果に基づいて、今後のことについて話し合うよう依頼を受けましたが、今お話させていただいてもよろしいですか？

　血液検査のいくつかの項目をみると、肝機能障害があるようです。肝臓に影響を与えそうなことで、原因として何か思いあたるようなことはありますか？

　以前にも、肝臓の問題を指摘されたことがありますか？

　アルコールが肝臓に影響することがありますが、飲酒習慣について、話していただけますか？

頻度　日/週

C： アルコール摂取の頻度はどれくらいですか？

　平均的な1日について、一緒に考えてみましょう。飲み始めるのは何時頃からですか？

　1日の平均的な摂取量は、どれくらいですか？

　週末だとどうですか？

　普段、何を飲みますか？

　他には何を飲んでいましたか？

　普段、1人で飲みますか？　それとも誰かと一緒に飲みますか？

　1週間で合計すると、どれくらいのアルコールを飲んでいましたか？

週あたりのアルコール単位を計算できるよう患者を手助けする（訳注12）。

アルコール歴
　患者の初回飲酒経験がいつか、折にふれて飲むようになったのはいつか、週末に定期的に飲むようになったのはいつからか、夕方に飲むようになったのはいつか、昼食時に飲むようになったのはいつか、朝から飲むようになったのはいつかをたずねる。

耐性
C： 1日で一番多く飲んだ時の量は、どれくらいでしたか？
　　酔っ払わずに飲めるのは、どれくらいですか？
　　酔うために必要なアルコール量が、最近では去年と比べて増えていますか？

離脱症状
　振戦、吐き気、発汗についてたずねる。目が覚めた時に、これらがあるかをたずねる。
C： どれくらいの頻度でひげをそりますか？
　　お酒を飲みたくなったらどうしますか？
　　もしお酒が1日〜2日なかったとしたらどうですか？
　　いつも飲む量のアルコールを飲まなかった時に、何かみえたり聞こえたりするようなことがありましたか？
　　それに最初に気づいたのはいつですか？

気分を落ち着けるための飲酒
C： 神経をやわらげるために、朝一番から飲みたいと思いますか？
　　1日のうち、はじめの数杯は一気飲みせずにはいられないですか？

典型的な飲酒パターン
C： いつも同じ飲み屋で飲みますか？
　　いつも同じ仲間と飲みますか？
　　いつも周りに気を配りながら飲みますか？ それとも大騒ぎしますか？

飲酒への衝動
C： 時々、アルコールを飲みたくて仕方ないことがありますか？
　　一旦、飲み始めると、飲むのをやめられなくなりますか？

CAGEの質問 （訳注11）
C： アルコールの量を減らさないといけないと感じますか？（Cut down）
　　あなたの飲酒習慣について、周りの人はうるさく言ってきますか？（Annoyed）
　　自分の飲酒習慣について、罪悪感がありますか？（Guilty）
　　神経をやわらげるために、朝一番から飲みたいと思いますか？（Eye-opener）

アルコール乱用への危険因子
　職業、病前性格、精神科的既往、アルコール症の家族歴
C： これまでどんな仕事をされてきましたか？

複合的因子
　家族、社会生活、仕事、経済的問題、法的な問題（飲酒運転、酔っ払って乱暴な行動をする、酔っ払って喧嘩をするなど）についてたずねる。
C： 酔っ払った時にしたことで、後になって後悔するようなことはありますか？

健康上の問題
　健康上の問題、自分自身や他人に対する事故や外傷、うつ状態、不安、希死念慮、自殺企図、一過性の記憶消失などについてたずねる。
C： いつものように飲んでいて、翌朝起きたら、前の晩に何があったかを思い出せないことがありましたか？
　　つかぬことをお聞きしますが、非合法な薬物を使ったりしたことがありますか？

生活における飲酒の重要性
C： 今までに話された問題が、飲酒にどのように影響しますか？
　　飲酒のせいで家族や友人を失ったことがありますか？

治療と再開した時の飲酒ペース
　治療と禁酒の期間についてたずねる。
C： 何をしていると、禁酒の助けになりますか？
　　どんなきっかけから、また飲み始めましたか？
　　アルコールをまた飲み始めてしまった時、普段飲んでいた状態に戻ってしまうまでに、どれくらいかかりましたか？

病識
C: アルコールのことが問題になっていると感じていますか？

　飲酒をめぐるよい点と悪い点について患者にたずね、もし飲酒を続けた場合にはどうなると患者が予想しているか、また、患者が飲酒習慣をどうしたいと考えているかについてたずねる。

診察の総括
C: 今の話をまとめると、山下さんは週にだいたい＿＿＿単位のアルコールを飲んでおられるようです。この量は、安全な限度量の＿＿＿倍です。アルコールを飲むと、気分が楽になり、交友関係をもたらしてくれていますが、逆に、日中でも飲酒を我慢できないという側面もあります。手のふるえも目立ち、汗もかきやすくなっているようです。アルコールは、山下さんの健康状態、特に肝機能に悪影響を与えています。人間関係や仕事、経済的状況、交友関係などにも、飲酒が問題を起こしつつあります。アルコールのせいで、面倒なトラブルに巻き込まれたりもしているようです。ご自分でも飲酒について心配されていましたが、そのために何かしたいと考えておられるようですね。今、話したことで、間違いありませんか？

治療への動機づけ
C: どうしていきたいと思っていますか？
　　飲酒を完全にやめようと考えたことはありますか？
　　飲酒を完全にやめたら、どうなってしまうと思いますか？
　　アルコールについての資料をいくつか差し上げます。飲酒についてよく考え、ご家族や友人と話し合っていただきたいと思います。次回の予約を入れますから、ご家族にも伝えて今後のことを一緒に相談していきましょう。よろしいでしょうか？

Ⅳ. 精神作用物質使用に関わる疾患の診察

30. アルコールの過剰摂取のリスクについて説明する

目的

過剰飲酒している患者とラポールを築き、アルコール過剰摂取のリスクについて説明できるようになる。飲酒パターンに注目できるよう患者に動機づけし、治療の選択肢を考慮する。

状況設定

大工をしている40歳の加藤さんがかかりつけ医から紹介されてきた。加藤さんの妻は、夫の飲酒について心配している。過去数週間、加藤さんは連日1日5合の日本酒を飲酒していた。最近、普段と同じように振舞っているようにみえるにもかかわらず、前の晩の行動の記憶がなくなることがあった。離脱症状や有害事象については否定している。肝機能検査は正常であった。現在の問題と、アルコール過剰摂取のリスクについて説明すること。

チェックリスト

- [ ] 診察の導入
- [ ] 現在の問題
- [ ] 神経学的検査、身体的検査
- [ ] 精神科的症状
- [ ] 家族歴、交際歴、職業歴、法的な問題
- [ ] もし患者が認めれば、合併症の既往についてたずねる
- [ ] 総括
- [ ] 家族を治療に参加してもらうことを提案する
- [ ] 患者を説教することは避ける

推奨されるアプローチ

C: 加藤さん、こんにちは、今日はどうされましたか？

131

P： かかりつけ医と妻が、私のことをアルコール中毒だと思っているようです。普段飲んでいる1日5合の酒の量が、過去数週間で少しずつ増えてきていますが、酒への強さは普通ですし、酒に飲まれたこともないし、トラブルに巻き込まれたこともありません。時々、朝に前の晩にしていたことを覚えていないのが問題ですが…。

C： 5合というのは、約5単位/日となり、安全な限界量の2.5倍の量です。わかりました。記憶の障害について、もう少し詳しくお話していただけませんか？

P： 記憶の障害は、ごく最近始まりました。朝起きた時に、前の晩にどこにいたのか、何をしていたのかを時々思い出せないことがあります。心配になって翌日飲み屋に行って前の晩に何か問題がなかったかどうか店の人に聞いたことがあります。店の人は何も問題になるようなことはなかったし、いつもちゃんと振舞っていると言ってくれます。その時はとても戸惑ってしまいました。

C： 加藤さんは「アルコール性健忘」についてお話をされているのだと思います。

P： でも先生、酒に飲まれてはいないし、倒れてもいません。意識を失ったことはありません。

C： おっしゃる通りです。記憶欠損では、通常量の飲酒で、まったく普通に振舞っており、きちんと家に帰りついて寝ています。しかし翌朝起きると、前の日に起きたことを思い出せません。アルコール性の記憶欠損は、アルコールが脳に深刻な影響を与える最初のサインとしてよくみられます。

　加藤さんの飲酒の量では、記憶の障害が起きたのは驚くほどのことではありません。アルコールを飲みすぎてしまう人によく生じる弊害について話し合っておくのが有益だと思います。

　脳にアルコールがどう影響するか話していただけますか？

P： アルコールを飲みすぎると、加齢が進むような気がします。

C： その通りです。アルコールは脳細胞には有害です。長期にわたってアルコールを飲みすぎると、脳細胞が傷害されます。脳細胞は次々と死んでいきます。これが記憶欠損と認知症が起きる原因です。コルサコフ症候群と呼ばれるある記憶障害では、新しいことを学べなくなります。彼らは見たもの、聞いたもの、したことすべてを数秒以内に忘れてしまいます。

　アルコールは脳以外の神経にも影響を与えます。例えば、足や腕です。感覚への影響が出ます。末梢神経障害と呼ばれています。

身体のほかの部分に対して、アルコールがどう影響するか、教えてください。
P： そうですね……。肝臓の弱い患者では、肝臓にも影響が出ます。
C： その通りです。肝臓はアルコールが身体の外に排出されるように頑張って働いていますが、健康な肝臓であっても限度があります。ある程度の期間がたつと、肝臓は疲弊して障害が起き始めます。そして肝炎や黄疸が起きます。肝臓の萎縮が始まり、肝硬変になり、肝硬変になると死んでしまうこともあります。
　　　アルコールは身体に他にどんな影響がありますか？
P： アルコールは胃炎の原因になります。
C： そうです。アルコールは胃壁を刺激し、胃炎を起こします。胃潰瘍を悪化させることもあります。実際、アルコールは身体のすべての部分に障害を与えます。アルコールは消化管への障害を起こし、大量出血を起こすこともあります。膵臓に悪影響を及ぼし、血糖値の障害を起こします。アルコールは心臓にも問題を起こします。アルコールを飲んだ時にけがをして、骨折や頭部外傷で死亡に至ることもよくあります。アルコールは早死にの原因として、決して少なくありません。
　　　アルコールは精神面にも影響を起こすと思いますか？
P： はい、二日酔いで気分が悪くなります。
C： それだけではありません。過剰に飲むことそのものが、精神衛生上の問題になります。アルコールへの耐性ができ、アルコールに依存してしまいます。
　　　アルコールの効き目が弱かったり、単に味わいたいということで、アルコールの量を減らすのが大変だと感じたことはありますか？
　　　減らそうとすると手が震えますか？
　　　アルコールを飲まないと、声が聞こえたり、何かがみえるというようなことはありましたか？
　　　これらはアルコールの離脱症状を示しています。これは振戦せん妄と呼ばれる症状に発展することもあります。
　　　常に恐ろしい声や幻聴が聞こえる人もいます。
　　　どれくらいの頻度で飲酒したいという衝動に駆られますか？
　　　アルコールは気分にどう影響すると思いますか？
P： アルコールを飲むと、リラックスできて自信が出てきます。それが多くの人が飲む理由です。

30．アルコールの過剰摂取のリスクについて説明する　*133*

C： その通りです。アルコールにはリラックス効果があります。しかし、それはある限度以内のときです。それを超えると、さまざまな問題を引き起こします。アルコールはうつ病、不安障害、睡眠障害をとてもよく起こします。過量服薬をしたり自殺をする人の多くがアルコールの問題を抱えており、飲酒時にそういう問題を引き起こします。
　　アルコールは性生活にどう影響を与えますか？
P： アルコールは自信をもたせてくれます。
C： 実際にはアルコールはあらゆる性機能障害を引き起こしたりや嫉妬のような感情を起こしやすくします。勃起障害もあるようです。
　　アルコールは家庭生活にどう影響しますか？
P： ええ、私の妻はとても心配しています。妻はよく私に小言を言います。時々、夫婦喧嘩をします。
C： 奥さんが心配するのも無理ありません。家庭内暴力と家庭崩壊につながることもよくあります。
　　飲酒のせいで仕事上の問題を抱えたことはありますか？
P： はい、月曜日は時々仕事に行けず、次に休んだらクビだと最後通告を受けました。
C： それは問題ですね。アルコールにどれくらいの金額を使っていますか？
P： 妻は酒代についても小言を言います。
C： 生活費の中で一番の出費になることもよくあります。多くの人が多額の借金を抱えます。
　　アルコールが引き起こす有害な問題には、他にどのようなことがありますか？
P： とても多くのことが話題になったので、これ以上思いつきません。
C： そうですね、一生涯で1回以上有罪判決を受ける人がたくさんいます。それは飲酒運転であったり、酔っ払って粗暴な行動を取ることなどです。
P： 私にとっては飲み屋で飲むことがずっと人生の楽しみでした。
C： それはわかります。しかしその半面、生活の中で他のたくさんのことを失ってきたと思います。そのことについても目を向けてみる必要があります。
　　その他に話し合っておきたいことはありますか？
P： いいえ、十分に話し合いました。
C： では話し合ったことをまとめましょう。長い間、加藤さんはかなりの量を飲んできました。アルコールは加藤さんの脳に影響を与えつつあるようです。もし続ければ、脳や肝臓、胃、膵臓、心臓などを含む全身のすべての器

官に影響を与える可能性があります。アルコール依存になりつつあります。急にアルコールをやめると、離脱症状や振戦せん妄を起こすかもしれません。うつ病や、不安障害、睡眠障害、性機能障害も起こすかもしれません。アルコールは家庭崩壊や、仕事の問題、経済的問題、法的な問題を引き起こします。そのために今からいろいろと取り組んでいくべきだと思います。簡単ではないでしょうが、私たちがお手伝いします。
　何か質問はありますか？
P： いいえ、ありがとうございます。
C： いくつか資料をお渡しします。家に帰ってそれを読んでよく考え、ご家族とともに話し合ってください。次回の予約を入れておきますから、奥さんも含めて一緒に今後のことをご相談しましょう。よろしいですか？

IV. 精神作用物質使用に関わる疾患の診察

31. アルコール症の身体的検査

目的

アルコール依存症患者において、焦点をあてた身体的検査を行うことができるようになる。

状況設定

42歳男性が、アルコール症のために入院となった。最終飲酒は前日の夜である。焦点をあてた身体的検査を行うこと。

チェックリスト

- □ 一般的検査、離脱症状
- □ 神経系
- □ 肝臓
- □ ウェルニッケ−コルサコフの症状
- □ その他の合併症

推奨されるアプローチ

患者に名前を名乗って挨拶し、自己紹介し、自分の役割を説明する。
身体的検査をなぜ行おうとしているかを説明する。
それぞれの検査の前に、行おうとしていることについて説明をする。

一般検査と離脱症状
- ・振戦
- ・発汗
- ・脈拍
- ・血圧
- ・伸展した腕の振戦

- デュピュイトラン拘縮（訳注13）
- 貧血
- ばち指
- 下腿浮腫
- 瘢痕/打撲

感覚

目的は末梢神経障害を除外することである。

腕、足をチェックする。

両側をチェックする。

痛覚

神経学的検査用のローラーを使用する。

胸骨のところで患者に模擬刺激の感覚を与える。患者に次のように説明する。

C： これが鋭い刺激で、これが鈍い刺激です。目を閉じた状態で、私がこのどちらかを使って刺激を与えますから、「鋭い」か「鈍い」と言ってください。

感覚が感知されるまで、末梢から中枢に向けて始める。

振動覚

音が聞こえるほど音叉を振動させない。

音叉をしっかりと骨隆起にあてる。

振動しているものをあてるのであって、振動させるのではない。

爪床、手首、肘で確認する。

関節位置覚

患者に目を開けるように説明する。

C： これは上です。これは下です。動きを感じた時に、「上」、「下」と言ってください。

指の端をつかむ。

小さく動きを与える。

感覚が感知されるまで、末梢の関節から近位の関節に向けて始める。

微細触覚
細かく触れる、くすぐったり突いたりしないこと。

姿勢
患者に立つように指示する。

ロンベルグ試験
開眼してかかとをそろえて立ち上がるように患者に指示する。
著しく揺れる場合には、小脳疾患を示唆する。
目を閉じるよう患者に指示する。
揺れる場合は、脊髄後角の障害を示唆する。

歩行
部屋をつま先だけで、その後かかとだけで歩いていくように指示する。

つぎ足歩行
患者の前で実演し、前の一歩で置いた足のつま先にかかとを触れながら歩くように指示する。

肝臓
視診
手掌の紅斑
患者に天井を見上げるように指示し、眼球の黄疸を確認する。
体幹の血管拡張
女性化乳房
精巣の萎縮
クモ状母斑
腹部の肥大

触診
C： どこかおなかで痛いところはありますか？
　　おなかを診察してもよろしいですか？
皮膚の表面に対して手を平行になるように行うこと。
患者が苦痛の表情を浮かべていないか確認しながら、やさしく触ること。

C： 深呼吸していただけますか？
　右季肋部の方へ指を動かす。
　肝臓の端を触れるかもしれない。やわらかいかどうかを確認する。その硬さを確認し、肋骨縁から何cm拡がっているか確認する。

打診
　肝臓の上端は、正常では第4肋間に位置する。
　下端は肋骨縁にある。
　もし腹部が膨張していたら、濁音界の変位を探す。

外側注視麻痺、側方注視での眼振
　所見、血液検査の必要性を説明し、患者に感謝を伝える。

IV. 精神作用物質使用に関わる疾患の診察

32. 精神作用物質使用の既往について聞き出す

目的

患者とのラポールを構築し、薬物使用の既往、合併症、これまでに受けた治療、病識の程度や治療へのモチベーションについて聞き出せるようになる。

状況設定

薬物依存の若年男性が、援助を求めて薬物治療センターに自発的に受診した。薬物使用の既往について聞き出すこと。

チェックリスト

- □ 動機づけ面接法を用いる
- □ 薬剤の種類
- □ オピオイド使用：ヘロイン、その他のオピオイド、発現、進行、摂取方法などについて聴取する
- □ 耐性、離脱症状、離脱症状の軽減の有無
- □ 社会的事項、医学的事項
- □ 治療
- □ 病識、治療への動機、援助態勢
- □ 患者背景
- □ 批判的、審判的、軽蔑的にならないようにすること

注記：患者は回避的になるかもしれないし、問題を過小視するかもしれない。別の処方をもらうために、薬物使用について誇張して話すかもしれない。薬物の問題を解決するというよりも、別の目的があるかもしれない。評価を行うことで、動機づけやポジティブな行動を喚起できるかもしれない。

推奨されるアプローチ

C: 今日はどうされましたか？
　患者は、抑うつ症状や不安症状、その他の問題のみを訴えるかもしれない。
C: これらの問題の原因になっていることで、何か思いあたることがありますか？
　もし患者が、論点に達しなければ：
C: 最近、とても大変な思いをされてきたんですね。対処するためにどうされてきましたか？
　もし患者がそれでも論点に達しなければ、より直接言及する。
C: このクリニックにいらっしゃったというのは、薬物に関する問題があるのでしょうか。
　それでも患者があいまいに答えるなら、患者を支持して一歩踏み込んで言及する。
C: 助けを求めようと決心したことは、とてもよかったと思います。決して手遅れではありません。
　　どんな種類の薬を使っていましたか？
　患者は、大麻やアルコールの名前だけを挙げるかもしれない。
C: 他に何を使いますか？
P: そんなに使いません。
　ゆっくりと質問し、返答する時間をあたえる。大麻、覚醒剤、スピード、エクスタシー、コカイン、ベンゾジアゼピン、コデイン、ヘロイン、モルヒネ、メタドン、かぜ薬、咳止め、鎮痛剤などについてたずねる。
　もし患者が薬物の使用を認めたら：
C: 何から始めましたか？
　　いつから麻薬をやり始めましたか？
　　その次に何を試しましたか？
　　どれくらいの頻度で覚醒剤をやりますか？
　　どうやって使いますか？［吸引、鼻から吸引、注射］
　　普段覚醒剤を使う時は、どれくらいの量ですか？
　　その日によって使う量が異なりますか？
　　普段、週にどれくらいの量を使いますか？
　　平均すると、週にどれくらいお金をかけますか？
　　注射を始めたのはいつですか？

どれくらいの頻度で打ちますか？
　　　人と同じ針を使うことがありますか？
　　　誰と同じ針を使ったことがありますか？
　　　注射をして面倒な事態になったことはありますか？
　　　今まで病院に入院したことはありますか？
　　　肝炎やその他の感染症の検査を受けたことがありますか？
　　　性交渉は活発なほうですか？　病気の予防も考えてセックスをしていますか？
　　他の薬物でも、ヘロイン使用と同じ質問をする。

耐性、離脱症状、離脱症状の軽減
C：1日に使った量で、一番多い量はどれくらいですか？
　　　酔った感じがなく使用できるのは、どれくらいの量ですか？
　　　快感を得るために必要な量が、最近増えていますか？
　　　もし服用しないとどうなりますか？　どうやってコントロールしていますか？
　　　目覚めた時に離脱症状を経験したことはありますか？
　　　身体の痛みはありますか？　胃けいれんはどうですか？　吐き気がしたり、気分の悪さを感じますか？
　　　不安や緊張を感じますか？
　　　目覚めた時に使おうと、薬を残すようにしていますか？
　　　目覚めてからどれくらいして、薬をやり始めますか？
　　　薬をやることで起きている問題について、教えていただけますか？
　　対人関係の問題、家族のネグレクト、友人の喪失、経済的問題、犯罪行為、有罪判決、仕事上の問題、肝炎などの医学的問題、うつ状態、不安障害、自殺行動などについてたずねる。
C：薬をやめようとしたことはありますか？
　　　過去に治療を受けたことがありますか？
　　　治療はどうでしたか？
　　　どれくらい薬をやめていられましたか？
　　中断期間をもてたことに敬意を表する。
C：デイ・ケアや麻薬中毒者の会に参加したことはありますか？
　　もし参加したことがあるなら、「一生懸命取り組まれていましたね」と敬意を表する。

C： うまくいかなくなってしまったのは、どうしてですか？

病識とモチベーション

C： 薬物についての問題があると感じますか？
　　薬を使用することで、プラスになることがありますか？
　　薬を使用することで問題になることがわかれば、教えていただけますか？
　　自分の麻薬使用は、自制の範囲を超えていると感じますか？
　　薬の使用についてほかの人から何か言われると、腹が立つことがありますか？（Annoy）
　　薬物習慣について、罪悪感がありますか？（Guilty）
　　薬の使用について、自分でも気になっていますか？
　　やめられたらいいなあと思いますか？
　　今日、ここに来ようと決心したのはどうしてですか？
　　近い将来、裁判沙汰になるようなことがありますか？
　　最近、経済的な問題を抱えていますか？
　　住む場所について、何か問題がありますか？
　　薬物を尿検査で調べることについては、どう感じますか？
　　最近、血液検査を受けましたか？

援助態勢

C： 誰と一緒に住んでいますか？　同居している人も薬を使いますか？
　　家族との関係はどうですか？
　　足を洗うことを望んでいる人がいますか？
　　ご家族にも治療に加わってもらいたいですか？

背景

　患者背景は、原因となっている要因を明瞭に示唆することがある。子供時代、学校時代、就職、対人関係性、薬剤に関係しない犯罪行動、病前性格をたずねる。

総括と結論

C： 薬物に関して、深刻な問題があるようです。その問題に対して、取り組むのが早ければ早いほど、見通しはよくなります。簡単ではないでしょうが、頑張ってみましょう。

あなたはどう思いますか？
どう取り組んでいきたいですか？
何か案はありますか？
　薬物乱用の問題についてのパンフレットを差し上げます。気軽にご家族や友人と話し合ってください。また来週お会いしましょう。

Ⅳ. 精神作用物質使用に関わる疾患の診察

33. 覚醒剤と精神病について説明する

目的

患者とラポールを築き、覚醒剤使用と精神疾患の関連について話し合えるようになる。

状況設定

急性精神病エピソードから回復したばかりの20歳男性が入院治療を受けている。被害妄想と幻聴がみられたため、覚醒剤使用による精神病性障害が疑われている。外泊の際に、彼は覚醒剤を再び吸引し、精神病症状の増悪がみられた。患者は、友人のほとんどが覚醒剤を吸っても症状がないことから、覚醒剤が自分の病気の原因とは考えていない、と看護師が伝えてきた。覚醒剤と精神疾患の関連について、患者と話し合うこと。

チェックリスト

- ☐ 共感的な態度
- ☐ 動機づけ面接技法
- ☐ 覚醒剤使用が思っている以上に多く、リラックス効果を得るために使用していることもあるという認識
- ☐ 覚醒剤と精神障害の関連性について説明する
- ☐ 脆弱性について説明する
- ☐ 覚醒剤使用による予後への影響について説明する
- ☐ 他の薬物について聞き出す
- ☐ 患者自身の責任であることを強調する

推奨されるアプローチ

「シャブ」「エス」「スピード」「パツ」など、患者と同じ言葉を使うようにすること。

C： あなたの病気と治療について話し合いたいと思います。よろしいですか？
　　なぜ病院にきたのか、説明してもらえますか？
　　それがどのように始まったか、説明していただけますか？
　患者は回避的になるかもしれない。
C： 声が聞こえたり、人々があなたに悪意をもっているような感じがしてとても怖かったと思います。どのようなことがあったか覚えていますか？
P： もうよくなりました。声は聞こえなくなったし、妄想を感じることもなくなりました。
C： そうですね。よくなって、皆が喜んでいますね。病気になった理由について、私たちは話し合いをしてきました。どうして病気になったか、覚えていますか？
P： 覚醒剤を使用していたからだと先生は何度も言っていましたが、そんなに強い薬は使っていませんでした。
C： そうですね。調子を崩した理由は覚醒剤だということで一致していましたね。そして、よくなろうと覚醒剤をやめたとおっしゃっていました。薬物中毒の自助グループに連絡を取るようお伝えしましたが、その後どうなりましたか？
P： 退院したいと思っていました。先生は外泊を許可してくれましたね。
C： おっしゃる通りです。外泊はどうでしたか？
　　外泊の時に何をしましたか？
　　友人に会いましたか？
　　彼らはあなたの問題が何か知っていますか？　というのは、あなたがなぜ病院にいるのか、ということです。
　　覚醒剤を使いたいという衝動に駆られましたか？
　　実際に吸いましたか？
　　どれくらい吸いましたか？
　　その他の薬は使いましたか？
　　どんな効果がありましたか？
　　何か問題が起きましたか？
　　それをもう少し詳しく説明していただけますか？
　患者が問題を否認する時には：
C： 外泊から帰ってから、幻聴がまた聞こえているとうかがっています。これは本当ですか？
　　この原因は何だと考えていますか？

覚醒剤が関係していると思いますか？
　患者が防衛的であり続けるなら：
C： 以前から何度も話し合ってきたように、覚醒剤があなたの病気やいろいろな問題の原因になっていると思います。何日もかけて覚醒剤をやめ、薬物療法を行ったらよくなってきたところに、またちょっと吸引したことで、再び調子を崩してしまったようです。覚醒剤があなたの体調を悪化させたのではないかということについてはどう感じますか？
P： でも吸うとリラックスするし、友人のほとんどが普通にやってますよ。
C： そうですね、覚醒剤を使うと緊張をゆるめることができますよね。そのために多くの人がはまってしまいます。友人の多くが覚醒剤を吸っていても、問題が起きずに楽しんでいるかもしれません。彼らと一緒にいながら吸わないというのは、とても大変だというのはよくわかります。
　　　しかし、覚醒剤は、人によっては大きな問題を引き起こします。覚醒剤で死んでしまうことすらあります。ある人たちは疑い深くなったり、妄想的になります。現実感が失われて、幻聴がはじまったり、人々が危害を加えてくると妄想的になったりそれを確信する状態になり、私たちが言うところの覚醒剤精神病になります。これは、覚醒剤をやめたり薬を飲めば大体がよくなるという点以外では、統合失調症ととてもよく似ています。しかし、覚醒剤を再び始めると、症状が戻ってきてしまいます。これがあなたに起きたことでなければいいと思っています。
　　　あなたはどう思いますか？
P： どうして私は友人とは違うんですか？
C： 覚醒剤は人によって違った効果の現れ方をします。それぞれの人が、薬にどのように反応するかを予測するのはとても難しいと思います。ある人たちでは、覚醒剤使用によって悪影響が出やすいことがあります。残念ながら、あなたはそういった方の1人のようです。
P： どうして悪影響が出やすいとわかるんですか？
C： あなたの場合には、覚醒剤を吸うことと妄想を感じたり幻聴が聞こえることとの間にとても強い関連があるように思えます。病棟にいて、覚醒剤を吸わなかった時にはよくなっていました。しかし、外泊の時に数回吸引しただけで、幻聴が悪化したようです。
P： 覚醒剤がどうやってこういう症状を起こすんですか？
C： 覚醒剤は有害な化学物質を含んでいて、それが脳内のドパミンという化学物質に影響を与えます。これが、統合失調症のような精神疾患と似た症状を

引き起こします。しかし、症状が単に覚醒剤によるものならば、覚醒剤をやめてから1週間から2週間後には普通通りに戻ります。逆に、覚醒剤をまた使うと、たいてい症状は戻ってしまいます。

P： 先生は私をコントロールしようとしていますね。

C： 私たちは、どうすればよい状態でいられるかどうか、伝えようとしているだけです。どうするかはあなたの選択です。

P： もし薬を定期的に飲めば、覚醒剤を吸っても大丈夫ですか？

C： 薬を定期的に飲んでいても、残念ながら覚醒剤は症状を引き起こすと思います。ある研究によれば、覚醒剤によって調子を崩した人は、再び覚醒剤を使った時に再発する可能性が高く、入院になりやすいと言われています。

P： もしまた病気になったとしても、先生がまた治してくれるんですよね？

C： そうしたいと思います。しかし、最近あなたが経験したような症状を繰り返したり、悪化させるたびに、脳はどんどん損傷していきます。初めて調子を崩した時には、症状はよく治療に反応して改善しますが、だんだんそうではなくなります。さらに、最近の研究では、覚醒剤を長期間にわたってかなりの量を使用すると、統合失調症を発症する可能性が高くなると言われています。

P： でも、研究者を含めて、みんなが覚醒剤は安全な薬だといっていますよ。

C： そもそも安全な薬など存在しません。覚醒剤が比較的安全だと報告した研究は、かなり前のものです。最近入手できる覚醒剤は、1960～1970年代に入手できたものと比べて30倍も強くなっています。

P： 長年、私は覚醒剤を吸ってきました。私の友人はみんな覚醒剤を吸っています。そんなふうに覚醒剤をやめるのは簡単じゃありません。

C： 本当にその通りだと思います。簡単ではないでしょう。しかし、覚醒剤をやめることは、調子を崩さず入院しないで生活するための唯一の方法です。自助グループでは、カウンセリングや援助を提供できるでしょう。彼らは、あなたが覚醒剤を使用しないよう対処方法を教えてくれます。電話番号をお教えします。

P： どうして私をそこへ紹介してくれないんですか？

C： 最初の第一歩は自分で踏み出してほしいからです。私たちがあなたを紹介するよりも、あなたがご自身で直接連絡するほうが、彼らも喜ぶでしょう。ぜひ自分自身で自分の人生をコントロールしていってください。

V. 神経症性疾患、その他の疾患の診察

V. 神経症性疾患、その他の疾患の診察

34. 強迫性障害の症状を聞き出す

目的

強迫性障害の症状と徴候を聞き出し、強迫スペクトラム障害があるかどうかスクリーニングする。

状況設定

何度も手洗いを繰り返すことによって、深刻なあかぎれがみられる24歳男性が、かかりつけ医より紹介されてきた。強迫性障害の症状を引き出し、強迫スペクトラム障害のスクリーニングを行うこと。

チェックリスト
☐ 強迫性
☐ 制縛性
☐ 病識の有無
☐ 症状の重症度
☐ 症状の発症と経過の把握
☐ 強迫性障害の症状の程度
☐ 強迫スペクトラム障害
☐ 合併症
☐ フィードバック

推奨されるアプローチ

C: あなたの手の状態を心配されて、主治医から私に診察依頼がありました。このことについて詳しく話していただけますか？

P: 私の手がこんなになってしまったのは、手洗いがすべての原因だと思います。察していただいていると思いますが、手が汚れているという考えに駆られてしまい、つい何度も洗ってしまいます。

C： あなたの言う「汚れている」というのは、どんな意味ですか？
P： 爪と指の間と手にばい菌がいると考え続けてしまい、これをなんとかしないと、ばい菌をばらまいたり病気になると考えてしまうんです。
C： では、それはとても伝染力が強くて危険な菌ということなのですね。
P： 馬鹿げているのはわかっているんです。人の身体にはいつもばい菌がついていますから、私が悩んでることは意味のないことなのです。でも、そのことを考えずにはいられないのです。
C： 爪と指の間に菌がなくなったことは、どうやって確認するのですか？
P： 抗菌石鹸を使っていますが、何回洗ったかを必ず確認します。1日に30回以上洗わないと気がすみません。ですから、ほとんど1日中、ばい菌のことを考えています。

強迫性
C： これらの考え［またはイメージ、衝動］について、もう少し聞かせてください。
　　考えを振り払おうとしても、戻ってきてしまいますか？
　　その考えはやっかいなものに感じますか？
　　どのように感じますか？

制縛性（訳注14）
C： これらの考えを無視したり、止めることはできますか？
　　こうした考えがやわらぐように、あらゆる手段で努力していますか？
　　手が汚れていると考え続けてしまうので、繰り返し手を洗う［または儀式的なこと］のですか？
　　常識的な程度を超えて、シャワーを浴びたり、入浴したり、日用品やその他の物を洗うことはありますか？
　　手を洗うと、幾分、不安はおさまりますか？
　　手洗いをやめるタイミングは、どうやって決めるのですか？
　　汚れや菌がないことを確認するために、どのように確認しますか？
　　汚れや菌と接触するのを、どうやって防いでいますか？

病識
C： これらの強迫症状は、程度を超えていて理不尽だと感じますか？
　　もし洗わなかったら、どうなりますか？

このことについては、どれくらい確信していますか？
これらの考えは自分自身から出てくるものですか？

症状の重症度（苦痛、回避、コントロールを含む）と障害の程度

症状に費やす時間と、症状によって生じる苦痛、仕事・勉強・対人関係・家庭生活への影響や妨げられる程度についてたずねる。

C： 強迫症状に対処するために、どれくらい努力をしてきましたか？
　　強迫症状に対して、どれくらいコントロールしようとしてきましたか？
　　強迫症状と関連するようなことで、避けている状況はありますか？
　　強迫症状があるために、するのをやめていることがありますか？

症状の発症と経過

発症、促進因子（感染など）、経過、日常生活に影響を及ぼすようになったのはいつ頃かなどをたずねる。

強迫性障害の症状の程度

症状（手洗い）の程度について　（上記）

攻撃性
C： 自分自身や他人を、何らかの方法で傷つけてしまうかもしれないと不安に感じますか？
　　こういったことを防ぐために、どのようなことをしていますか？

道徳心
C： 何が道徳的に正しくて悪いかを必要以上に気にしますか？
　　このために、何かを繰り返し確認して行うことがありますか？

対称性/整頓/計測/調整
C： ものごとをとても神経質にきちんとしたやり方でやらなければいけないことがありますか？
　　きちんと配置されるように並べたり、左右対称になるように、長さを計ったり整頓しますか？

収集
C：感情移入のないものや金銭的に価値があまりないもので、何か集めているものがありますか？
　　これらのものをなかなか捨てられませんか？

身体に関すること
C：身体や健康のことで、何か心配していることがありますか？
　　頻繁に鏡をみたり、安心するために繰り返し人に聞くことはありますか？

その他
C：迷信にとらわれやすい人ですか？
　　幸運/不運な数や色といったように、特別な意味をもつものがありますか？

強迫スペクトラム障害
　醜形恐怖障害や心気症といった、強迫性障害の身体的症状の程度を調べる。トゥレット障害、抜毛症、特定の行動障害（皮膚噛み、爪噛み、引っかき、身体を揺り動かすなど）についてたずねる。
C：突発的な動きや声を出してしまい自分でコントロールができないことがありますか？
　　これらの動きや音はどれくらいの頻度で起きますか？
　　今までに髪を引き抜いて、円形脱毛ができたり、髪が薄くなったことはありましたか？

合併症
　鎮痛剤、精神安定剤、アルコール、薬物の不適切な使用と、その有益性についてたずねる。うつ病、その他の不安障害、摂食障害、頭部外傷、てんかんなどを除外する。

フィードバック
C：他に、ここで話し合っておきたいことはありますか？　何か質問はありますか？
P：いいえ、今のところありません。

C： お話された状態は、強迫性障害という疾患にあてはまります。強迫性障害の患者さんたちは、自分の症状にとても困惑してしまうことが多く、こうしたコントロールできない考えや行動に苦しんでいる人は他にはいない、と思い込みがちです。しかし実際のところは、一生の間でこの病気にかかる可能性は2〜3%と、比較的よくみられる病気です。以前は強迫性障害を無意識の葛藤の結果とみなすことが主流でしたが、最近では強迫性障害を脳の特定の回路に生じている精神神経学的な異常の状態、と考えることが多くなってきています。幸いにも、治療が有効なことが多く、薬物療法と精神療法の両方を行います。強迫性障害とその治療について書かれたパンフレットを差し上げます。今の説明を聞いてどう感じますか？

P： 自分だけがこの病気ではないことや、治療の見込みがあることがわかって安心しました。

V. 神経症性疾患、その他の疾患の診察

35. 強迫性障害の治療について説明する

目的

患者とラポールを築き、強迫性障害の治療について説明できるようになる。

状況設定

強迫性障害と診断された28歳男性が主治医より紹介されてきた。患者はパロキセチン20mg/日を過去5週間服用しているが、強迫性障害の症状が顕著に残存している。強迫性障害の治療について説明すること。

チェックリスト

☐ 共感
☐ 強迫性障害のモデル
☐ 薬物療法：薬物、副作用、禁忌、用量、投与期間、増強療法
☐ 精神療法：認知行動療法、曝露、反応防止
☐ 友人/家族に治療に参加してもらう
☐ 継続した支援を提供する
☐ さらなる情報提供

推奨されるアプローチ

C： 主治医の先生が、強迫性障害に対する治療を行っていることは聞いていますが、そのことについて話していただけますか？

P： はい、私はパロキセチンを服用していますが、これは飲み続けなければいけないのかどうかわかりません。症状は治療を始める前とほとんど変わっていません。

C： どんなことが強迫性障害を引き起こし、どのように治療をするのが一番いいと思いますか？

P： 主治医の先生の話では、強迫性障害は脳の特定の部分の障害と聞いていま

す。強迫観念や強迫衝動は、一種の代償行為ではないかと考えています。薬がその状態を改善してくれたらと思っています。

C： 多くの患者さんは、体験したことを表現するために、「代償行為」のような用語を用いています。また強迫性障害は、特定の脳領域で「誤作動」が引き起こされていて、薬物や認知行動療法で改善できるという多くの科学的データがあります。

P： 現在使用できるSSRIのすべてが、強迫性障害の治療に有効である可能性があるとインターネットで読みました。主治医の先生は、どのSSRIを使うのか、どうやって決めるんですか？

C： それぞれにちょっとした違いがありますが、SSRIはどれも同じように強迫性障害に有効です。そして、特定の薬で治療を行うと、副作用が最も軽減できる可能性もありますが、SSRIは一般に同じような副作用の特性をもっています。

P： 最初、薬で吐き気を感じましたが、どういうわけか今はよくなっています。それは副作用だったのですか？ 他にどんなことに注意するべきですか？

C： SSRIは、使い始めの時期に吐き気、頭痛のような副作用がみられ、あなたの場合のように、時間とともにこれらの症状はなくなります。長期的な副作用としては、性機能障害や体重変化などが起きることがあります。以前の薬と比べて、SSRIはとても安全で副作用が少ない薬ですが、何か変わったことがあれば主治医か私に教えてください。

P： 今までに5週間パロキセチンを服用しています。多くの人は抗うつ薬を始めて、最初の数週間で改善すると聞いていますが、よい効果が出ていないので心配です。

C： うつ病では、薬が開始されてから、比較的早い時期に気分は改善します。しかし、強迫性障害では、薬に反応するまでにうつ病よりも長い時間がかかり、数週間から数ヶ月を要します。ですから、薬が強迫性障害に作用するかどうかを判別するためには、一つの薬をある程度の期間、できれば約10週間〜12週間続けてみる必要があります。服用しているパロキセチンの量はどれくらいですか？

P： 毎朝、20mg錠を1錠飲んでいます。

C： 強迫性障害では、一般的にはうつ病より多い用量の内服が必要です。副作用が起こりにくくするために、少ない用量から薬を開始します。症状を最大限にコントロールできる用量を目指しますが、副作用が同時に少し生じてし

まうことがあります。私たちは、薬に対する反応や副作用をみながら、SSRIを増量する必要があります。ですから、これから薬を1日に2錠に増やしてみるのがよいと思います。

P： どれくらいの期間、薬を服用するのでしょうか？

C： 薬が有効かどうかをみるために、SSRIを3ヶ月間続けてみましょう。もし薬が作用すれば、1年以上は続ける必要があります。このことは、認知行動療法がどれだけ効果を発揮してくれるかにもある程度かかっています。なぜなら、認知行動療法の技法の実践を続けることは、薬をやめたときに安定した状態を保つために重要だからです。そして薬を止めてからも、ずっと役に立ちます。

P： よくなったら、抗うつ薬の量は減らせますか？

C： 原則として、よくなった時の用量を続けることが重要です。ですから、症状をコントロールできるように薬の量は維持しなければなりません。

P： インターネットで抗精神病薬が強迫性障害に効果があると読みました。

C： セロトニンは強迫性障害において重要な役割を担いますが、ドパミンと呼ばれる他の神経化学物質も重要な役割を担っている可能性があります。抗精神病薬はドパミンを遮断します。ですから、ある場合には「追加」として用いることもありえます。例えば強迫性障害やチックの症状がある人には、時々この組み合わせで治療を行います。もしこの方法でうまくいく場合には、たいてい低用量で早い時期から反応がみられます。しかし、抗精神病薬単剤では、強迫性障害に効果はありません。

P： もし現在の薬で反応しなかった場合、どうなりますか？

C： もし必要ならば、次の段階として他のSSRIに変えるのがいいと思います。各々のSSRIは少しずつ異なるので、1つのSSRIに反応しない患者さんでもほかのSSRIには反応する可能性があります。いくつかのSSRIを使ってもうまくいかない時には、薬の併用が役立つかもしれません。しかし、薬だけでは強迫性障害の治療は不十分です。あなたの場合には、精神療法を一緒に行うことで効果がより高められるかもしれません。

P： それは何のことですか？

C： 治療の選択肢として、認知行動療法があります。2つの基本的な原則は曝露と反応防止です。これは人々が恐れ、それからその恐怖に直面した時でさえ落ち着いていられることを徐々に実践する（そして衝動を駆り立てない）刺激（対象/状況）のリストの作成が必要です。このリストは、より強い恐怖に徐々に進む前に、取り組むのに比較的簡単な状況から開始します。強迫

性障害は、不安と関連しているので、ある対象や状況を単純に避けることは強迫性障害の人々にとっては少なくありません。

　認知行動療法は、このパターンを脱却することに焦点をあてます。これは不安を誘発する状況でリラックスできるようになることを実践するもので、しっかりと取り組んでいくのは必ずしも簡単な治療とは言えません。しかし、脳画像研究では、薬と認知行動療法の両方とも、強迫性障害でみられる「誤作動」を減少させることを示しています。ですから、この種類の技法は、結局のところとても大きな効果をもっているといえます。

P： この技法を身につけてみたいです。

C： あなたの症状は、仕事や家庭のような他の面にどのように影響を及ぼしていますか？

P： 仕事では何とか大丈夫ですが、家ではかなり苦労しています。両親にやたら物に触らないように指示しています。このせいで両親とひどい衝突になってしまうこともあります。

C： 強迫性障害は、ご家族や友人との関係にいろいろな影響を及ぼします。あなたの儀式を理解することはつらいかもしれません。ご家族や友人が自分自身を責め、罪悪感や無力感がわいてくることもあります。あなたの家族が曝露と反応防止の原則を理解することは重要となります。そして、その結果、あなたへの援助をしてくれるかもしれません。

　今できることは、ご両親に参加してもらうこと、ご両親に強迫性障害の情報を提供すること、ご両親が手助けできる方法について話し合うことです。強迫性障害の患者の家族に利用できる支援グループの詳細をお教えします。

P： 両親に治療に参加してもらうことについて、話してみます。他に私ができることはありませんか？

C： あなたの症状の改善に役にたつ本やインターネットのサイトをご紹介します。他に何か質問はありますか？

P： いいえ、特にありません。

V. 神経症性疾患、その他の疾患の診察

36. パニック発作の病歴を聞き出す

目的
パニック発作の病歴、症状、重症度、合併症を聞き出せるようになる。

状況設定
1歳と3歳の2人の子供をもつ26歳の女性が、気が狂ってしまうのではないかという恐怖感からかかりつけ医に紹介されてきた。聴取した病歴にもとづいて診断を下すこと。

チェックリスト
- ☐ 現在起きている症状や病歴を明確にする
- ☐ 機序：促進因子、ストレスを特定する
- ☐ 症状の進行：安全行動や回避、予期不安、広場恐怖や他の恐怖症への進展、睡眠障害や夜間の発作
- ☐ 合併症：うつ病、強迫性障害、身体化障害の有無
- ☐ 家族や友人への影響
- ☐ 自傷のリスク
- ☐ 薬物の不適切な使用：アルコール、薬物、覚醒剤、ニコチン－発症の機序または自己治療として
- ☐ 既往歴と家族歴を把握する
- ☐ 治療について説明する

推奨されるアプローチ

現在起きている症状と病歴

C： 狂ってしまうのではないかという恐怖感から、主治医からここへ紹介されてきたと理解していますが、いかがですか？
P： ええ、ひどい不安発作がありました。
C： その発作が起きた時に、どんなことが起こるか、教えていただけますか？

P： 何か恐ろしいことが起きつつあるのではないかと、不安になります。心臓発作が起きたのではないかとよく思ったものですが、病院では心臓には問題ないと言われました。
C： どうして心臓発作ではないかと思ったのですか？
P： 心臓の鼓動がすごく強くなるからです。
C： その発作が起きている時に、他にも何か起きますか？
P： 呼吸できなくなり、気分が悪くなって、汗をかいたり、ふるえたり、ひどい時には、身体にしびれが出てきます。うまく説明することができませんが、現実感がなくなるような妙な感覚になります。
C： その他に、どんなことが起きることを恐れていますか？
　心臓病への不安、狂ってしまうのではないかという不安、公共の場で屈辱的なことが起きるのではないかという不安についてたずねる。
C： 1回の発作はどれくらい続きますか？
P： 一生続くかのように感じますが、5～10分以上は続かないと思います。
C： 発作のない時は、調子はいかがですか？
P： 全く問題ありません。次の発作が起きるのではないか、どんなふうに対処すればいいかを考えている時以外は大丈夫です。

発症、可能な予測因子
C： 最初の発作はいつ起きましたか？
　　その時、あなたは何をしていましたか？
　　何が発作を引き起こしたのだと思いますか？
　　その時、生活にはどう影響しましたか？
　　あらゆることが順調に進んでいますか？

症状の進行、家族への影響
C： これらの発作は、どれくらいの頻度で起きますか？
　　だんだん頻繁に起きるようになってきていますか？
　　発作が始まった時、あなたはどこにいて何をしていましたか？
　　特定の状況で起きやすいですか？
　　発作は怖いと思いますが、その他にあなたに影響を与えるようなことはありますか？
　　発作を避けるために、何かしていることがありますか？
　　発作を引き起こす可能性のある状況を避けますか？

その状況を詳しく教えていただけますか？
　　これらの発作は、あなたとご主人との関係に問題を引き起こしていませんか？
　　これらの発作で、その他のご家族に影響はありませんか？

自傷行為のリスク
C：発作があまりにひどいために、無茶な行動をとったことはありますか？
　　そのことを考えすぎて、人生を終わりにしたいと思ったことはありますか？

合併症
　うつ病や、強迫性障害の可能性を検討する。

薬物使用
　原因となる薬剤があるか、自己治療を試したかについて考慮する。
　カフェイン、ニコチン、アルコール、薬物使用について聞き出す。

関連する身体的問題
　身体的問題、検査、治療についてたずねる。
　過敏性腸症候群、僧帽弁逸脱症、甲状腺機能検査、心電図検査を検討する。

家族歴
C：ご家族でこのような不安発作や、似たような症状をもっている人がいらっしゃいますか？

要約
C：お話された内容から考えると、狂ってしまうようなことにはならないと思いますから、まず安心してください。パニック発作が起きていると思います。体験された発作の頻度や状態から考えると、パニック障害と考えられます。パニック発作は、闘争反応と呼ばれる状態になると起きます。
　　人は危険な状況におかれた時に、身体が危険に向き合って闘おうとしたり、走り去ったり、逃げようとするなど身体が準備態勢になります。しかし、パニック発作の場合には、明らかな危険がありません。危険な状況はないのですが、身体が恐怖体験に対して準備態勢になり、この恐怖感が症状を

いっそう悪化させます。パニック発作は、何の前ぶれもなくある日突然始まり、それ以降はストレスが加わった時に1回目の発作が起きた時よりも起きやすくなります。あなたの場合には、ご主人の仕事についての心配や2人の子供の世話をするストレスが関係しているかもしれません。一度発作が起きると、発作が次の発作を呼び、ささいなことが2回目の発作を引き起こし、そうしてそのサイクルがだんだんひどくなっている可能性があります。

治療についての説明

C: 幸いなことに、パニック発作にはいくつか治療法があります。薬物療法で治療することもできますが、薬物療法を中止しようとする時に不安発作が再発するかもしれません。パニック発作を取り除くような技術や手段をとれるように、心理学的手法を用いて学んでいくことが長期的にとても効果的です。

V. 神経症性疾患、その他の疾患の診察

37. 過換気とパニック発作について説明する

目的

患者とラポールを築き、過換気がどのようにパニック発作を引き起こすのか、説明できるようになる。

状況設定

パニック発作で1週間おきに救急外来を受診している若年女性が紹介されてきた。過去数ヶ月、混合性不安抑うつ状態に対して、抗うつ薬治療を行っている。パニック発作は、家庭内の問題の複雑化を背景に始まっていた。過換気がどのようにパニック発作を引き起こすか説明すること。

チェックリスト
- [ ] 課題に焦点をあてる
- [ ] パニック障害について簡単に説明する
- [ ] 過換気とパニック発作の関係を検討する
- [ ] 治療の選択肢について説明する

推奨されるアプローチ

C: 私は精神科医の＿＿＿＿＿です。救急部の医師が、あなたの状態をパニック発作と診断されたとうかがっています。そのことについて、手短かに問診をしたいと思いますが、よろしいですか？

P: はい。

C: まず、発作について詳しく話していただけますか？

P: 胸に不快感を感じ、発作が近づいてくるのがわかります。そして発作に襲われます。一度発作が起きて落ち着いた頃には、疲れきってしまいます。そして、次の発作がいつくるのか不安になります。

C: 的確な説明ですね。どのように発作が始まるのか、もう少し詳しく話して

163

いただけますか？
P：最初に気づくのは、胸の不快感か、いつもと違う心臓の鼓動、またはめまいです。これは理由なくやってきます。しばらく座っていて、立ち上がった時にめまいを感じることがあります。そして、発作が近づいている予感がします。
C：発作が近づいているとわかった時に、どうなりますか？
P：ひどい不安、恐怖を感じます。それは本当に恐ろしいです。虚脱状態になってしまわないか、心臓発作なのではないか、死んでしまうのではないかと不安になります。胸がしめつけられるような感じになります。窒息させられるような感じです。汗をかいてびっしょりになります。身体が震えます。腕と足にズキズキするような痛みが生じます。
C：呼吸はどうなりますか？
P：息苦しくなり、めまいを感じます。窒息するような感覚です。新鮮な空気を求めて飛び出してしまいます。呼吸が速くなってしまいますが、でもなぜそれが重要なのですか？
C：通常、私たちがとても驚いた時には、私たちの身体は私たち自身を守るような戦闘体勢、またはその状態から逃げ去るための逃避体勢のどちらかをとれるように反応します。身体は筋肉に酸素供給量を増加させなければならず、呼吸を速くしなければなりません。これは過呼吸と呼ばれる反応です。速くて浅い呼吸になり、胸が動いているのがわかりますか？［手を胸骨の上において、あなたがどこについて話しているのか患者に注意を向ける］
P：はい、わかります。失神するのではないか、死んでしまうのではないかという恐怖を感じます。
C：しばしば、恐怖は症状を悪化させます。吸い込んで酸素が増えたことで、二酸化炭素がより多く排出されます。二酸化炭素濃度の低下で、めまいや、耳鳴り、頭痛、衰弱した感覚のような身体的感覚の変化を引き起こします。手や足の虚脱感や、知覚消失、しびれ感を引き起こすこともあります。不思議なことに、息苦しさが生じることもあり、そのせいで呼吸が速くなり、発作につながります。
P：もしそれが正しいなら、ここで呼吸を速くすると、パニック発作が起きるはずですね。
C：おっしゃるように発作がとても起きやすいと思います。実際、私はパニック発作がある人に過呼吸をするように指示していますが、そうするとどのように過呼吸がパニック発作を引き起こすのかが理解できるようです。パニッ

ク発作が起きてから少なくとも30分から1時間はそのことを試すべきではないので、今やるべきではありません。さらに、パニック発作が起きている時に血液検査をしたとしたら、二酸化炭素の低下がみられるでしょう。

P：　多くの症状がどうして起きるのかがよくわかりました。でも、そもそもなぜこんなことが起きるんですか？

C：　あなたの周りにあるものの何かが、意識していない考えを引き起こし、身体的な反応を起こします。そして身体的な症状が気になるようになります。これがあなたを不安にさせ、例えば、心臓発作を起こしてしまうのではないかと考え、不安のレベルが上昇し、身体的な反応が急速に増悪します。どのようにこの悪循環ができるか理解できますか？

P：　もし過呼吸をしなければ、パニック発作は起きないとおっしゃるんですか？

C：　必ずしもそうではありません。私が言おうとしているのは、パニック発作を抱える多くの患者さんが過呼吸をするということです。過呼吸はしばしばパニック発作の始まりとなり、発作を増悪させます。呼吸をコントロールすることによって、発作の重症度を下げることができ、発作を短くし、時には発作を防ぐこともできます。

P：　なるほど、大事なことなんですね。そのためには私は何をすればいいですか？

C：　あなたにできることは2つあります。ある患者さんはペーパーバッグを使ったり、手をこのように口にあてます（口と鼻を手で覆うように実演する）。あるいは、悪循環に陥るのを防ぐために、呼吸をコントロールする方法を学んだりしています。

P：　その呼吸のコントロールを学ぶにはどうすればいいですか？

C：　過換気がどうやってパニック発作を起こし、呼吸をどうやってコントロールできるかを私がお教えします。その後に、今話し合ったように1つまたはそれ以上の選択肢を利用して、それ以外のことも学ぶことができます。

P：　ありがとうございます。

C：　その他の治療法についても手短に話しておきましょう。パニック発作は、パニック障害と呼ばれる病気で起きることが多いですが、不安障害、うつ病、恐怖症などでも起きえます。こういったケースでは私たちはこれらの元の病気を治療する必要があります。

　　パニック障害に対しては、私たちは抗うつ薬治療、認知行動療法、またはその両方を通常は行います。

その他に私と話し合っておきたいことはありますか？
P： いいえ、ありがとうございます。
C： 話し合ったことをまとめてみましょう。あなたはパニック発作が頻発するという問題を抱えています。過呼吸がパニック発作の前兆となり、症状を悪化させているようです。したがって、呼吸をコントロールすることによって、パニック発作をコントロールすることができます。不安の管理や、リラクゼーショントレーニングに参加することによって、呼吸をコントロールできるようになり、グループでも、1対1でも学ぶことができます。もし、ご希望でしたらどのように過換気がパニック発作を引き起こすか、どうやって呼吸のコントロールを学ぶかを相談するために、またお会いしましょう。このパンフレットを読んでいただき、どうしていきたいか、教えてください。

　パニック発作に対して行われる治療の中心は、抗うつ薬治療か認知行動療法、またはその両方です。パニック発作のみがみられる場合であっても、それは不安障害、うつ病、恐怖症の1症状であることがあります。

V. 神経症性疾患、その他の疾患の診察

38. 広場恐怖のマネージメントをする

目的

患者とのラポールを築き、パニック発作を伴う広場恐怖の治療について説明する。

状況設定

1年前にパニック発作を伴う広場恐怖と診断された40歳女性が、かかりつけ医から紹介されてきた。患者に治療の選択肢について説明を行うこと。

チェックリスト
- □ 治療の選択肢を説明する
- □ 薬物療法について説明する
- □ 精神療法：段階的曝露と認知療法
- □ パートナー/家族の役割
- □ 単独の治療よりも統合的なアプローチのほうが優位性があること
- □ 見通し

推奨されるアプローチ

C： 1人で外出することが不安で、パニック発作が起きるとうかがっています。主治医にパニック発作を伴う広場恐怖と診断され、治療について相談されたいということですが、それでよろしいですか？

P： はい、そうです。

C： 病気について知識をもち、治療法があると知ることがとても重要です。そうすると、一緒に治療を進めやすくなりますし、最善の結果をもたらすことが可能になると思います。どう思われますか？

P： はい、そう思います。

C： 今日はすべての課題に取り組むことができないかもしれません。もし質問があれば、またあらためてお会いしたいと思います。遠慮なく聞いていただ

いてかまいませんから、気軽に質問してください。
P： わかりました。
C： 広場恐怖とパニック発作は比較的よくみられるタイプの不安障害です。いくつか異なる治療法があります。治療に関して、試してみたい方法があるようでしたらまずそれを試してみましょう。治療には3つの側面があります。その側面とは、教育、心理学的治療、薬物療法です。どれからお話しましょうか？
P： まず、教育について教えてください。わかりやすそうです。
C： 教育と聞くと簡単そうに聞こえますが、あなたとご家族への教育は、治療の中でもっとも大切な要素です。病気の性質についてや、どのような経過であるか、どのように病気と関わっていけばいいのかを知る必要があります。ご家族は、どうすればあなたの援助に最善をつくせるかを知る必要があります。
　　広場恐怖に対する薬物治療について、何か聞いたことがありますか？
P： 気持ちを落ち着けるためにジアゼパム（セルシン®）やアルコールを飲んでいる人たちを知っています。
C： 残念ながら、アルコールを飲んで対処する人たちもいます。でもそれはよい方法ではありません。薬物治療には主に2つのタイプがあります。1つはベンゾジアゼピン系薬剤（抗不安薬）、もう1つは抗うつ薬です。あなたのあげたジアゼパム（セルシン®）のようなベンゾジアゼピン系薬剤は、とても速やかに効果をあらわし、短期間のみ使うには有効です。しかし、同じ効果を得るために必要な量がすぐに増えてきますし、それらの薬に依存してしまうかもしれません。さらに、ベンゾジアゼピン系薬剤は、根本的な問題解決には役に立ちません。あなたは約1年間、この症状を抱えてきているので、ベンゾジアゼピン系薬剤は解決策にはならないでしょう。
　　一方、抗うつ薬はとても有効な選択肢かもしれません。少量から始め、少しずつ増量します。効果が出現するまでに8週間ほどかかることもあります。一旦、症状が改善しても、少なくとも6ヶ月間は服薬を継続しなければなりません。その後、薬を徐々に減量して中止する必要があります。抗うつ薬に依存性はありません。
P： でも先生、私はうつではありませんよ！
C： とてもいいご指摘です。抗うつ薬は、いくつかの異なる状況でも有効です。私たちは抗うつ薬をうつ病だけでなく、様々な状態を治療するために使用しており、不安障害、強迫性障害、広場恐怖とパニック発作などにも使い

ます。抗うつ薬は、脳内のセロトニンという化学物質を調整することで効果を発揮します。この化学物質の変化は、これらのすべての疾患において一般的にみられます。

　あなたの抱えているような問題に対して行う心理的治療については聞いたことがありますか？

P： カウンセリングのことですか？

C： 正確に言うと、カウンセリングとは少し違います。心理的治療は2つのタイプにわけられますが、どちらも8～16週間行います。

　1つはリラックスした状態での、段階的曝露です。まず、不安やパニックをコントロールするために、リラックスを行う練習を教えます。そして、向き合うのが難しい状況のリストを作ります。私たちは、それらを一番難しくないものから一番難しいものまで、順番に並べます。そして、リラックスした状態で、一番簡単な状況に取り組みます。その状況に耐えられるようになったら、次の段階に進みます。これらを毎日行わなければいけません。例えば外出することに関しては、家族や病院スタッフと一緒に行うことで、その状況に直面しやすくなるかもしれません。

P： その練習法について教えていただけますか？

C： 筋肉は恐怖や不安を感じた時には硬直するので、筋弛緩練習を行うとよいと思います。身体の中のさまざまな筋肉をどうやってリラックスさせるかを学び、特に緊張しやすい筋肉に焦点をあてることで、恐怖を感じるような状況に直面した時もリラックスしたままでいられるようになります。

　さらに、呼吸のコントロールを学ぶことも役に立ちます。

P： どうしてそれが役に立つんですか？

C： そうですね、簡単に言うと、人はパニック状態になると、身体は戦闘態勢になります。例えば、逃げたり闘ったりできるよう筋肉に酸素をより多く供給するために、呼吸がとても速くなります。その結果、二酸化炭素を身体から吐き出します。体内の二酸化炭素のレベルが下がると、めまいや手足のしびれ、呼吸困難などの身体的な変化が起きます。呼吸が苦しいと感じると、呼吸は速くなります。どうしてこれで症状が悪化するのかわかりますか？

P： はい、適切に呼吸ができていれば、少しは楽にいられるんでしょうか？

C： そうです。普通に呼吸すれば、症状はそれほど悪くならずにすむでしょう。

P： 先生がおっしゃっていたそれ以外の治療とはどんなものですか？

C： 認知療法的な技法を使う心理療法があります。発作を予期している時や、

不安を感じている時の思考を吟味します。思考、感情、身体症状、行動が、症状の持続につながっているかもしれません。

P： 家族のこともおっしゃっていましたね。主人にどんなことができるんですか？

C： 治療において、ご主人にはとても重要な役割があります。治療がどのように進められるかをご主人に理解してもらう必要があり、そうすることで、病気を長引かせている問題に取り組めるよう援助し、励まし、助けてくれます。ご主人はあなたを援助できるでしょうし、曝露療法に付き添ってくれるでしょう。ですから、ご主人が加わってくだされば治療はとてもうまくいくと思います。

P： 先生、私はよくなりますか？

C： 広場恐怖をもつほとんどの人は、劇的に改善しますし、教育、薬物治療、心理療法を一緒に行ったケースでは特によく改善します。安定したサポートを受けられる人はさらによい経過をたどります。しかし、多くの人は完全には症状が取れないのも事実で、その場合には症状とうまく付き合っていくことが必要です。恐怖感を感じていたような状況では、軽い不安が継続することがあります。特に、慢性的な生活ストレスをもつ人々では、成果があまりよくありません。再発はよくみられますが、もし再発したとしても、ひどくなる前に早めに受診するのが一番です。

　何か他に質問はありますか？

P： 特にありません。私はこれから何をすればいいですか？

C： 広場恐怖とパニック発作の経過、現在あるすべての治療法、自己援助について書かれたパンフレットを差し上げます。それを読んで、よく考え、ご家族と話し合ってください。2週間後にまたお会いしましょう。もしよろしければ、ご家族にもお会いしたいと思います。

V. 神経症性疾患、その他の疾患の診察

39. PTSDの症状を聞き出す

目的

外傷後ストレス障害（PTSD）の病歴と症状を聞き出し、重症度と合併症を評価できるようになる。

状況設定

40歳の会社員の男性が、主治医より精査目的で紹介されてきた。患者は症状への対処が困難になり、主治医に相談していた。PTSDの病歴と症状を聞き出し、重症度と合併症を評価すること。

チェックリスト
- [ ] 外傷について把握する
- [ ] 症状の発現と経過について把握する
- [ ] 持続する追体験
- [ ] 回避行動の有無
- [ ] 過覚醒の有無
- [ ] 社会機能の障害
- [ ] 合併症
- [ ] 治療と見通しについて説明する
- [ ] 病前性格と既往歴を明らかにする
- [ ] 病識の有無
- [ ] フィードバック

推奨されるアプローチ

C： 今日はどういったことで、こちらのクリニックへいらっしゃいましたか？
P： 悪夢です。
C： その悪夢について、詳しく教えていただけますか？

P： とても怖い夢です。思い出すことすらできません。
C： そうですか。ただ、もし夢の中で何が起きているのかをきちんと話すことができれば、何か役にたつことがあるかもしれません。説明できる範囲でいいので話していただけますか？
P： 車で歩行者をはねて、殺してしまったという夢です。
C： その夢で何か思い出すことがありますか？
P： はい、1年前に道で人をひいてしまいました。それは私の過ちによる事故でした。

外傷
　いつそれが起きたのか、どれくらい恐怖感を伴うものであったか、外傷の有無、特に頭部外傷の有無などを確認する。責任を問われたか、法廷論争になったか、裁判になったか、どんな結果だったかをたずねる。
C： その時はとても大変だったと思いますが、その事故について詳しく教えていただけますか？
　　事故の時の記憶が一部なくなっていますか？
　　その事故からどれくらいたってから、その悪夢が始まりましたか？

継続する追体験
　その出来事を思い出させるようなフラッシュバック、夢、曝露に対する苦痛、身体的過活動について再度詳しく聞く。
C： どれくらいの頻度で、その事故のことを考えますか？
　　これらの考えが強制的に浮かんできますか？
　　その事故があたかももう一度起きたかのように、感じることがありますか？
　　フラッシュバックがありますか？
　　事故のことを聞くと、どうなりますか？
　　動悸がしたり、汗をかいたり、ふるえることがありますか？

回避
　思考、場所、人を回避すること。健忘、興味の減少、限局された感情、将来についての予期。
C： 事故のことをなるべく考えないようにしていますか？
　　どのようにして考えないようにしていますか？

事故が起きた場所には行きましたか？
　　最近は、どうやって外出していますか？
　　事故について話そうとすると、どのくらいつらくなりますか？
　　何か感情面での変化がありますか？
　　喜怒哀楽はありますか？
　　将来をどのように見通していますか？
　　他に避けている活動がありますか？

過覚醒
　睡眠障害、怒り、集中力の低下、過剰な警戒心、増強した驚愕反応、自己・他者・所有者への攻撃性、法的なトラブルなど
C：びっくりしやすくなっていますか？
　　いつも気が立っていますか？
　　睡眠の状態について教えていただけますか？
　　時々、眠るのが怖いと感じますか？
　　集中力はどうですか？
　　最近の記憶力はどうですか？
　　気分について教えていただけますか？

苦痛、社会機能の障害
C：これらのすべてのことが、あなたにどのように影響していますか？
　　事故以来、周りから何かが変わってしまったと言われることはありましたか？
　　最近は、どのように過ごされていますか？
　　普段、自分自身についてどのように感じますか？
　家族、社会機能、仕事への影響をたずねる。

病前性格、既往歴
C：これらのことが起きるまで、元々はどんな性格でしたか？
　　ストレスにはどのように対処していましたか？
　　事故以前に、何か精神的な問題がありましたか？
　　精神科的な病気をおもちのご家族がいらっしゃいますか？
　　この事故が、過去のいやな記憶を思い出させましたか？

合併症
　抑うつ症状、罪悪感、自殺念慮、外傷に関係した不安症状、強迫症状、身体化、身体疾患、カフェイン、アルコール、薬物使用についてたずねる。
C：事故以前に、今、話した以外の問題がありましたか？

治療
　受けた治療とその結果についてたずねる。

病識と期待
C：問題は何だと思いますか？
　　どうすべきだと思いますか？

フィードバック
C：今の状態について、私の意見をお話しさせていただいてもよろしいですか？ 外傷後ストレス障害、いわゆるPTSDの状態だと思います。ひどい外傷の後に、しばしば起きる病気です。PTSDにかかっている人は、フラッシュバックや悪夢、感覚の過敏さを伴うことが多くあります。外傷について思い出すのをなるべく避けようとしますが、それがかなり苦痛で、うつ状態になったり、症状に対処する方法を探し出そうとします。こうした理由からアルコール依存や薬物依存になる人もいます。ここまでで何か質問はありますか？
P：病気を治すために何かできることはありますか？
C：PTSDは治療可能な病気です。薬物治療や心理学的治療、またはその両方でこの問題に治療を行います。薬物療法では、抗うつ薬を用います。心理学的治療は、不安の管理をできるようになること、リラクゼーショントレーニング、認知行動療法などが含まれます。何より大事なのは、治療によってよくなるということです。
　　今、話し合ったことを、繰り返して説明できますか？
P：いいえ、覚え切れませんでした。
C：一度に覚えようとしないでかまいません。PTSDについて書かれたパンフレットをお渡しします。それに目を通して、ご家族や友人と話し合ってください。1週間後に治療について相談をしますから予約を入れておきます。誰かと一緒に来ていただいてもかまいません。

V. 神経症性疾患、その他の疾患の診察

40. 摂食障害の病歴を聞き出す

目的

摂食障害の女性とラポールを築き、病歴を聞き出せるようになる。うつ病性障害を除外する。診断、起こりえる合併症や治療について話し合う。

状況設定

インスリン依存型糖尿病の20歳女性の診察を依頼された。主治医は、糖尿病のコントロールについて懸念していたが、体重を減らすために患者はインスリン投与を怠って入院となった。患者は自分の意思とは関係なく受診を勧められた。摂食障害の病歴を聞き出すこと。

チェックリスト

- [ ] 丁寧かつ支持的に接すること。直面化を避けること
- [ ] 現在の主訴
- [ ] 現在の食事パターン

　共通の特徴
　・体重と体型への極端な関心と、認知のゆがみ
　・ボディイメージの障害、自己評価の低さ、嫌悪感
　・肥満恐怖、体重増加への恐怖
　・やせ願望、体重減少への強い信念

　顕著な特徴
　拒食症
　・標準体重の85％以下の体重
　・現在の低体重の深刻さについての否認
　・無月経

過食症
・体重はほぼ標準的
・抑制の欠如した過食
・下剤使用、過度の運動、嘔吐などの代償的行為
・体型と体重に極端に影響される自己評価
・食べることへの執着
・合併症と自殺のリスク
・診断と治療について説明する

推奨されるアプローチ

現在の訴えについてたずねる。
現在の食事パターンを明らかにする。
前の日に患者が何を食べたかという話から始める。

食べることへの執着
食べ物への執着、食事が止まらなくなることへの恐怖、過食の期間と食べ物を渇望する期間についてたずねる。

過食
典型的な過食の状態を表現してもらう。
抑制欠如の頻度と間隔についてたずねる。
過食の契機—不快気分、対人関係のストレス、絶食、体重や体型と関連した感覚
意図的なものか、衝動的なものか？
過食はどのようにして終わるか？
どのように感じ、そのあとに何をするか？

食べ物による増量効果を中和する方法
自己誘発性嘔吐、水分の制限、運動、緩下剤の使用、甲状腺薬の使用、ダイエット、カロリー制限、特定の食べ物の回避、食事回数を減らすこと、絶食の期間、噛み吐き
糖尿病では—インスリン量の操作

体重の推移
現在の体重、理想体重と体重の変化
体重増加への恐怖
体重を計る頻度

ボディイメージの障害
体重と体型への過剰な関心と認知のゆがみ
ボディイメージの障害、自己評価の低さ、嫌悪感
体型と体重に極端に影響される自己評価
肥満恐怖と体重増加への恐怖
やせ願望と体重減少への強い信念
体重計測の頻度、鏡をみる頻度

関連した行動
食事にまつわる儀式的な行動、他者に料理を作ること、他者の前で食事を避けること、食べ物を盗むこと、万引き

月経の経過
初経の年齢、正常周期、無月経の期間、最終月経の期間

病歴
発症、期間、拒食から過食などのパターンの変化

機序
素因、促進因子、維持因子

病前性格
強迫性、不安障害、境界性パーソナリティ障害の特徴を考慮する。

影響
生活全般、学業、仕事、両親との関係性、社会生活、対人関係、性欲などに対して、摂食障害がどれくらい影響を与えているか？
身体的合併症、その他の合併症について話し合う。

合併症
　うつ病、アルコール・薬物の不適切な使用、パーソナリティ障害、強迫性障害、身体的問題を除外する。

精神状態
　特定の精神病理、うつ病、強迫性と自殺リスクについて考慮する。

診断を説明する
　批判的でない態度、支持的態度をとる。

治療について説明する
　治療のねらいは、過食へのコントロールを取り戻せるよう援助することである。
　身体的検査、血液検査、心電図、食事におけるアドバイスを行う。
　心理的治療―認知行動療法、対人関係療法など
　抗うつ薬の役割
　次の週の診察まで、食事日記をつけてもらうことを提案する。
　役立つ本のリストなど、情報が書かれたパンフレットを渡す。

V. 神経症性疾患、その他の疾患の診察

41. 境界性パーソナリティ障害の特徴を聞き出す

目的

境界性パーソナリティ障害の患者とラポールを築き、特有のパーソナリティの特徴を聞き出せるようになる。

状況設定

27歳の女性がリストカットを行い、救急外来を受診している。過量服薬や自傷行為などを長い病歴の間に繰り返している。救急外来のスタッフが切創を縫合している際に、患者は易怒的となりスタッフを口汚く罵倒した。患者は救急外来にあった器具を取り上げて、自分自身を切りつけると脅してきた。境界性パーソナリティ障害の症状を聞き出し、患者にその診断の説明を行うよう求められている。

チェックリスト
☐ 自我同一性の障害について聞く
☐ 劇的で不安定な対人関係があるか
☐ 見捨てられることを回避しようとする努力がみられるか
☐ 自殺行動が繰り返されているか
☐ 慢性的な空虚感の有無
☐ 衝動性
☐ 不適切で劇的な怒り
☐ 感情の不安定さ
☐ 一過性のストレスに関連した妄想や解離症状
☐ 診断を説明する

推奨されるアプローチ

自我同一性の障害

患者の目標/仕事の計画/友人関係/恋愛などについてたずねる。

179

C：あなたの人生を振り返ると、目標が次々に変わるように感じますか？
　目標を変えやすい傾向のせいで、少なくともあなたの生活に悪い影響が出ていますか？

不安定でひどく感情的な対人関係
　経時的に対人関係の状況を聞き取る。世話をしてくれる人、職場の人、その他の人との関係についてもたずねる。
C：対人関係で何か問題がありましたか？
　詳しく説明していただけますか？

見捨てられることを回避しようとする努力
C：どれくらいの頻度で見捨てられるように感じたり、1人取り残されると感じますか？
　そのように感じたときには、どうなりますか？（どんなことをしますか？）
　そうすることで、あなたの生活に支障が出たり、状況がさらに悪くなりますか？

繰り返される自傷行為
　この症例において、繰り返されている自傷行為の病歴を明らかにする。

慢性的な空虚感
C：心が空っぽのように感じることがたびたびありますか？
　人生をまったく意味がないように感じますか？
　どれくらいの頻度でむなしいと感じますか？
　楽しいはずのことをしている時でもむなしいと感じますか？
　むなしい気分になると、あとで後悔をしたり生活に支障が出るようなことをしてしまいますか？

衝動性
C：今までに衝動的に何かをしたり、あとになって後悔をすることはありますか？
　どれくらいの頻度でありますか？
　浪費、性的行動に走ること、物質乱用、危険運転、過食などについて詳しく

たずねる（自傷行為は含まない）。

感情の不安定性
　気分や感情についてたずねる。それらの変動がどれくらいの頻度か、気分の落ち込みがどれくらい続くかを聞く。持続的なものでなく、数時間から数日続く気分の落ち込みであるかどうかを確認する。

不適切で劇的な怒り、怒りの感情の統制困難
C：　怒りやすいと思いますか？
　　　そのことについて説明していただけますか？
　　　けんかになってしまったことはありますか？
　　法廷論争の有無をたずねる。

一過性のストレスに関連した妄想と解離症状
　妄想症状については、［p.64，13. 妄想を聞き出す］の項を参照
C：　今までに、現実感がないように感じたり、外界から遮断されるように感じたり、まるで自分が自分でないように感じたことはありますか？
　　　その感情は自分でコントロールでき、うまく収めることができる感情ですか？　それともコントロールできない感情ですか？
　　　きちんと説明できない時間が1日のうち/1週間のうちにありましたか？
　　　自覚がないのに、ある一定の時間、変な行動をしていたと言われたことがありますか？

合併症
　うつ病：睡眠、食欲の変化などの身体的症状を伴って、気分の落ち込みが持続しているか観察する。
　不安障害：過覚醒や、典型的な不安症状の持続があるか観察する。
　解離症状を伴うパニック発作を鑑別する。
　物質乱用、摂食障害、精神病、PTSDの合併

過去の既往
　幼少時の虐待 - 身体的虐待、精神的虐待、性的虐待 - 家庭と学校のそれぞれにおいて
　ネグレクト（訳注6）、一貫性のない感情、望ましくない養育環境

衝動のコントロールの障害から予想される学校における問題
思春期：思春期にみられる体験と鑑別する。
成人になってからの生活：対人関係、社会歴、職業歴

感情面での既往
入院やこれまでに受けた精神療法など、ケアを受けることに関連する事項
C：あなたに関わってきた医療従事者はどのような人でしたか？ 理想的な人でしたか？ 拒否的な人でしたか？ そっけない人でしたか？

現在の機能
職業/教育、社会、親密な関係性/性生活
患者はこれらのことに満足しているか？
将来への計画があるか？ 達成可能な内容か？

自傷行為のリスク
境界性パーソナリティ障害の患者では、実際に行う自傷他害行為の回数に比較して、そのような行為をするという脅しを多く行うが、自殺完遂率は非常に高い（8%）。

他害行為のリスク
既往：怒りの爆発、逮捕歴、アルコール/薬物使用との関連性
現在：最近誰かを脅迫しているか、対人関係において何かをしようと準備をしているか、ストーカー行為、嫌がらせ、刃物の持ち歩き、計画についての言及
将来：起こしやすい状況や要因

診断について説明する
C：あなたの問題の中心は、境界性パーソナリティ障害と呼ばれる状態と関係しているようです。このことを他の人からも言われたことがありますか？
P：病院のスタッフは、私のことをパーソナリティ障害と言って退院させたがりました。
C：この診断名を聞くと、悪者扱いされているかのような感情を抱くことが時々あります。実際のところ、生まれつきの性質かもしれないですし、あるいは、幼少時の体験の影響が残っているかもしれません。また、自分自身を

落ち着かせたり、人と関係をもつことが苦手なのかもしれませんし、自分が
　　　どんな人であるか、どう感じるかということに自信がもてないことが問題か
　　　もしれません。強い感情や欲求が理由なくわいてきて、そしてそれが理由な
　　　くその他の感情に変化してしまうこともあるのではないかと思います。
P： 怒りを感じたり、憂うつな気分を感じると、自分自身を傷つけてしまいま
　　　すが、そうすることで私が他の人を操作していると言われます。
C： 境界性パーソナリティ障害の人が、コントロールを十分にできないことに
　　　対して何かをして操ろうとする時に、操作をすると言います。それに加え
　　　て、悪い結果が返ってくるような衝動的な決断を、人生の中で何度もしてし
　　　まったことがあるかもしれません。これらすべてのことは、境界性パーソナ
　　　リティ障害の病気と関係があります。
P： 境界性パーソナリティ障害だということは、私には治療法がないというこ
　　　とですか？
C： 境界性パーソナリティ障害と聞くと、何の望みもないと感じてしまう人が
　　　よくいます。実際のところは、境界性パーソナリティ障害には今ではよい治
　　　療法があります。感情や考えが今まで混乱していたとしても、生活への支障
　　　を少なくするための方法を学ぶことができます。ただ、問題は、治療が大変
　　　な取り組みであり、時に感情的な痛みを伴うこともありえるということで
　　　す。薬を飲むというよりはむしろ、練習を繰り返すという感じに近いです。

V. 神経症性疾患、その他の疾患の診察

42. 精神発達障害に伴う挑戦性行動を評価する

目的

中等度の精神発達遅滞のある成人男性とその関係者とラポールを築く。効率よくコミュニケーションをとり、挑戦性行動の経過と起こしうる原因について聞き出せるようになる。

状況設定

ダウン症と中等度の精神発達遅滞のある23歳男性が主治医から紹介されてきた。患者は住んでいる居住施設での適応が徐々に困難になってきていた。患者を評価し、行動障害の経過や機序、関連する要因などを明らかにするために施設職員と面談を行うこと。

チェックリスト

- [ ] 現在起きている問題について聴取する
- [ ] 以前の機能を把握する
- [ ] 環境的要因：死別、スタッフや他の居住者との衝突、スタッフの入れ替わり、日常生活の変化、施設への転入・退出、家族に関連する問題（家族との接触など）を確認する
- [ ] 精神症状によるもの：不安、抑うつ、てんかん、アルツハイマー病
- [ ] その他の身体的原因：感染、疼痛、甲状腺機能低下症
- [ ] 世話人と面談を行うことについて、患者から許可をもらう
- [ ] 返答を導き出すような質問が必要かもしれない
- [ ] 施設職員から回答を得る

＊世話人にも質問をする。

推奨されるアプローチ

C：こんにちは、私は医師の＿＿＿＿＿です。あなたを援助するために、お会い

しています。主治医の先生があなたのことを心配して、診察を頼まれました。このことについて、あなたと世話人とお話したいと思います。よろしいですか？

現在起きている問題
C： 最近、問題が起きていたとうかがっています。何がありましたか？
　　　普段しないようなことをしましたか？
　　　人との関わり方はどうでしたか？
　　　最近の食事の状況はどうでしたか？
　　　施設でいつも行われている活動に参加してきましたか？
　　　怒りっぽいですか？
　　　誰かに向かって大声を出しましたか？
　　　家具を叩いたりしましたか？
　　　普段しないことをしましたか？
　　　何が起きていたのか、施設の人に聞きたいと思いますが、よろしいですか？
患者の行動がどのように変化してきているか、施設職員にたずねる。

以前の機能
C： 今いる施設での生活は好きですか？
　　　一緒に住んでいる人たちはどうですか？
　　　施設のスタッフは好きですか？
　　　スタッフと仲良くやっていますか？
　　　スタッフと今までにけんかしましたか？
　　　昼間や夜に、あなたがしていることについて、教えてもらえますか？
　　　好きなことは何ですか？
　　　作業所に通っていますか？
　　　そこではどうですか？
　　　以前に、そのようなことをしたことがありますか？
　　現在の問題より以前にみられた患者の行動について施設職員にたずねる。

環境的原因
C： ちょっと気に入らないことがあると、怒ってしまいましたか？
　　　最近、なぜ怒りっぽかったのか、教えてもらえますか？

42. 精神発達障害に伴う挑戦性行動を評価する　*185*

最近、施設をやめたスタッフがいましたか？
　　　新しいスタッフが来ましたか？
　　　最近、施設の利用者の誰かが、施設からいなくなりましたか？
　　　誰か新しい人が施設での生活を始めましたか？
　　　ご家族について話していただけますか？
　　世話人の話と食い違いがないか確認する。

気分
　C：何か心配ごとがありますか？
　　　どのようなことを心配していますか？
　　　心配ごとがあるときはどのような気分ですか？
　　　心臓の動きが速くなっていると感じますか？
　　　ふるえたり、汗をかいたりしますか？
　　　気分はどうですか？
　　もし患者が理解できなかったら、顔の表情を図示してある表情スケール（訳注15）を差し出して、このスケール上で患者がどのあたりだと感じているか示すように指示する。
　C：気分があまりよくないのは、どうしてですか？
　　　最近、泣くことがありましたか？
　　　1日のうちで、一番調子が悪いのはいつですか？
　　　好きなことをする時は、今でも楽しいと感じますか？
　　　眠りにつくまでに、どれくらいかかりますか？
　　　他の人とくらべて、起きる時間はどうですか？
　　　みんなより先に起きますか？　最後に起きますか？
　　　食事はどうですか？　ご飯が今でも好きですか？
　　　最近、洋服がきつくなったり、ゆるくなったりしましたか？
　　　気力はいかがですか？
　　　生きているのが嫌だなあと、感じることもありますか？
　　　自分自身を傷つけようと考えましたか？
　　　やってしまうかもしれないと思いますか？
　　患者の報告を確認するために、施設職員に適切な質問をする。気分、泣いている時間、日内変動、興味、活動、睡眠、食欲、体重、気力、絶望感についてや希死念慮などについて聞く。

その他の精神症状

C: いつもと違うおかしな体験や不思議な体験がありますか？
　びっくりするような出来事が、あなたに起きていませんか？
　1人でいる時に、姿はみえないのに、声が聞こえることがありますか？
　そのことについて、詳しく話していただけますか？
　あなたを捕まえようとしたり、危害を加えようとする人がいるのではないかと、心配になりますか？

　もしいずれかの返答から症状の存在が疑われれば、より精神症状に焦点をあてた質問をする。

　そのような症状の根拠になるようなことがあったかどうか、施設職員にたずねる。

技能と記憶力

C: ものごとを覚えることについては、どうですか？
　施設内であなたがしていることについて、施設の人に聞いてもいいですか？
　　＊彼のセルフ・ケアや日常生活の状況について、教えていただけますか？
　　＊身体を洗ったり服を着たりすることが1人でできますか？
　　＊励ましや、助言、援助を必要としますか？
　　＊食事は自立していますか？
　　＊施設周囲の道がわかりますか？
　　＊親しいスタッフを認識できますか？
　　＊近所の道を知っていますか？
　　＊これらの技能に変化がありましたか？
　　＊その他の技能については変化がありましたか？

身体的原因

C: どこか痛いところがありますか？
　咳が出ますか？
　のどが痛いですか？
　　＊いつもと同じ服薬を続けていますか？
　　＊痛みを感じてそうですか？
　　＊歩く時に痛そうにしていますか？
　　＊てんかんがありますか？

＊最近、記憶が飛ぶことや、けいれん発作、おかしな身体の動きがありましたか？
＊甲状腺機能を最後に確認したのはいつでしたか？

VI. 検査

VI. 検査

43. 頭部MRIスキャンレポートを議論する

目的
　早発性認知症の可能性のある症例において、放射線科医が作成したMRIのレポートを解釈し、同伴受診している家族に結果を説明できるようになる。

状況設定
　簡易精神機能検査（MMSE）20点と記憶障害を認め、ハミルトンうつ病評価尺度15点の気分の落ち込みを認めた60歳男性が、頭部MRI検査を受けた。次のようなレポートが放射線科医から送られてきた。

　「縦緩和時間（T1）、横緩和時間（T2）にて頭部MRI検査を施行しました。1年前に撮影された正常の画像と結果を比較しました。T1画像では、年齢に比して、顕著な脳室拡張を伴う脳脊髄液腔（CSF Space）の拡大を認めます。冠状断では、大脳皮質（内側側頭葉でより顕著）に萎縮を認めます。T2画像では、脳室周囲に白質病変を示唆する高信号を認めます。占拠性病変の徴候はありません。」

　患者の娘の佐藤さんが、話し合いを希望している。患者は、詳細を話し合うことに同意している。

チェックリスト
- [ ] 高齢者の記憶障害における鑑別診断
- [ ] MRIレポートの解釈
- [ ] 早発性認知症の診断、検査
- [ ] 家族とのコミュニケーション
- [ ] 医学的にはっきりしていないことを扱う

推奨されるアプローチ

R： 父の記憶力の低下や気分の落ち込みについて心配しています。何が原因なのでしょうか？

C： 記憶や気分に問題を起こすものとして、さまざまな状況が考えられます。まず気分についてお話しすると、高齢者では、孤独、死別、ストレスなどのせいで疲弊してしまうのは珍しくありません。これが時々、治療を要するような臨床的なうつ病像に進行します。

　記憶に関しては、いくつかの状態で高齢者の記憶力の悪化を招きます。実際に、加齢とともに、ほとんどの人で多かれ少なかれ記憶力の低下がみられます。しかし、お父様はその状態をさらに深刻にする脳疾患を患っているかもしれません。あるいは、それが気分の落ち込みに影響していることもありえますし、処方されている薬など他の要因と関連しているかもしれません。

R： 65歳以前に記憶の問題が出現するのは珍しいことではないのですか？

C： はい、珍しくありません。記憶の問題を抱える大部分の人は、65歳以降に問題が出現します。とは言うものの、うつ病はあらゆる年齢に発症しうるのです。また、特定の状態が脳に影響を及ぼし、そのせいで50代、60代から記憶の障害が始まることもあります。

R： 記憶力の低下がどんどん進行するのではないか心配していますが、考えすぎですか？

C： 残念ながら徐々に脳の病気が進行していた可能性があります。ご存知のように、こういった状況がひどい場合には、認知症と呼ばれる状態です。認知症で最も多くみられるタイプは、アルツハイマー型です。しかし、もっと詳しい情報を集めてみないと、お父様がこの病気であると診断を下すことはできません。もし重症だったとしても、もの忘れがある人の援助にはいくつか方法があります。

R： 頭の画像の検査を行ったのはどうしてですか？

C： 頭部MRIスキャンは、一般的なX線検査の範囲を越えて高度な技術を使った検査です。

　専門的なことを少しお話しますと、この検査では高い含水量をもつ組織から放出された脳の小さい磁流を検出します。他の頻度の少ない病気と同じように、認知症で起きた脳の変化を検出します。私たちは、重要でない要因を除外し、お父様に疑われている病気の候補をしぼるためにMRI検査を行いました。

R： MRI検査の結果はどうでしたか？

C： MRI検査の結果は、とても専門的な内容になってしまいますが、もしご希望でしたら詳しくお教えします。先ほどお話したように、多くの人は年齢とともに記憶の問題がみられ、これは萎縮と呼ばれる脳の収縮の程度に伴って起こります。MRIの検査結果では、脳に萎縮がみられていましたが、本人の年齢から予測される程度よりも、萎縮が進んでいるようです。記憶をつかさどる領域が、部分的に影響を受けているようです。お父様のもの忘れの訴えの背景には、ほぼ確実に医学的原因があることを示していますが、その原因が何か今のところ正確にはわかりません。また、脳の微小血管の障害が示唆される小さい領域がいくつかありましたが、一部のみでした。この場合も先と同じように、正常の加齢の変化とも言えるものです。診断について詳しくお伝えする前に、もう少し検査を続ける必要があります。今、言えることは、この検査結果で脳腫瘍を示唆するものは全くないということです。

R： 今の状態では、さらにどのような検査を行うとよいのですか？

C： お父様の身体に問題がないか、十分な臨床的検査を行って再確認します。私どもの科の臨床心理士が、記憶に関する詳しい検査を行います。これは、うつ病、正常な加齢、アルツハイマー病、他の要因など、微妙な違いを鑑別するためです。さらなる画像検査を行うことも考えています。時間はかかりますが、より詳しい情報を与えてくれます。そして、私たちは病棟で毎日お父様の状態を観察し、他の問題がないかを調べています。かかりつけ医と話をすることも、最近の悪化に至った何らかのパターンがあったかどうかがわかり、意味があるかもしれません。

R： 他の方が同じ病気になって悩むことがないように、何かできることはありますか？

C： それは満足いただけるようにお答えするのはとても難しい質問です。うつ病には多くの危険因子がありますし、記憶の問題にも多くの危険因子があります。残念なことに、それらのほとんどは元に戻るもの（可逆性）ではないのです。血管性の疾患が両方の疾患と結びついているという証拠があり、禁煙と健康的なライフスタイルを行うことで、高齢者においてこれらの疾患の発症を減らすかもしれません。（抗炎症薬のような）薬や認知症予防の研究についてお聞きになったことがあるかもしれません。この件に関しては、まだ証明されていませんし、さらなる研究が必要です。現在できることは、早期に潜在的な問題を認識し、できる限り早く治療を求めることです。

R： いろいろ教えてくださってありがとうございます。結局のところどうすれ

ばよいのでしょうか？
C： お父様は、気分の落ち込みと記憶の問題への精査目的で検査入院を行っています。現在、検査を進めていますが、現時点では、診断は確定していません。お父様を病院に連れてこられたのは適確だったと思います。診断をより確実にするために頭部MRIスキャンを依頼しましたが、記憶の問題を説明できるような病気が脳にみられているようです。これらの検査で一歩先に進むことができましたが、ご本人やご家族にはっきりとご説明できるまでには、SPECTというような脳の血流を調べる検査も含め、もう少し詳しく調べていく必要があります。検査の結果がそろう頃に、またお会いしましょう。

VI. 検査

44. 脳波検査を依頼する

目的

けいれん発作のリスクとけいれん予防、治療について同僚と話し合えるようになる。

状況設定

受け持ち患者が、クロザピン600mg/日の投与を受けている。クロザピンを増量したいと考えている。脳波検査部門に電話して、この患者になぜ脳波検査が必要なのか説明すること（ただし、日本におけるクロザピンの最高用量は600mgである）。

検査科の医師（脳波担当）は、クロザピンによる脳波変化について話し合いを希望している。

チェックリスト

☐ 用量依存性のけいれん発作出現のリスク
☐ 600mg以上でけいれん発作出現のリスクは4〜5%となる
☐ 危険因子：けいれん発作の既往、頭部外傷および脳器質性障害の有無
☐ 急速な用量調整でリスクが上昇する
☐ 脳波の変化は、血漿中濃度に関係する

推奨されるアプローチ

C： こんにちは、精神科研修医の＿＿＿＿＿＿＿です。ある患者の脳波検査の依頼をさせていただきたいと思います。
N： 脳波検査の目的について教えていただけますか？
C： 統合失調症の患者で、クロザピン600mgを服用しています。クロザピンをさらに増量することを検討しています。
N： クロザピン治療を受けているすべての患者に脳波検査が必要ですか？
C： クロザピンを服用しているすべての患者に脳波検査が必要なわけではあり

ません。脳波検査を行うのは、用量を600mg以上に増量する時のみです。
N： その必要性を教えていただけますか？
C： 主な理由は、クロザピンがてんかん発作のリスクを上昇させ、このリスクが用量依存性のためです。低用量では、リスクは約2%です。600mg/日以上の用量では、リスクは4〜5%になります。
N： クロザピン治療を受けている患者での、けいれん発作の特異的なリスクファクターがありますか？
C： 年齢、性別、治療期間は、発作のリスクに影響を与えません。けいれん発作の既往や、頭部外傷の既往、その他の脳器質性障害がリスクを上昇させます。
N： この患者には、そのようなリスクファクターがありますか？
C： いいえ、ありません。
N： けいれん発作のリスクを軽減させるために、できることはありますか？
C： はい、この患者で行ってきたように、クロザピンをゆっくりと増量する必要があります。低用量であっても、急速な増量はけいれん発作のリスクを上昇させます。
N： どんなタイプの脳波変化が予想されますか？
C： 脳波変化は75%にみられ、クロザピン治療をしている患者の40%に発作波がみられます。この変化は、徐波化や鋭波です。発作波があるかどうか調べておきたいと思っています。
N： もっとも起きやすい発作のタイプは何ですか？
C： ミオクローヌス発作の報告もありますが、強直間代性発作が最も起きやすい発作のタイプです。
N： 脳波変化のみられる患者すべてに、発作が起きやすくなりますか？
C： クロザピン投与後の脳波変化は、実際にはとてもよくみられますが、けいれん発作はまれです。したがって、けいれん発作に至りやすい患者を特定したいと考えています。
N： 脳波異常がみられた場合には、薬物治療を中断しますか？
C： 通常では中断しません。二つの選択肢があります。用量を減らすか、抗てんかん薬を加えるかです。
N： どの抗てんかん薬を使いますか？
C： バルプロ酸が好ましいと思います。カルバマゼピンは、血液系の副作用リスクが上昇するので避けています。
N： その他の向精神薬の多くもけいれんを起こしやすいそうですが……。

C： おっしゃるとおりです。ハロペリドール、クエチアピン、スルピリドは、けいれん発作を起こす可能性があります。チオリダジン、クロルプロマジンは治療有効量で、てんかん発作を起こすことがあります。

N： その他の薬剤についても教えていただけますか？

C： ええ、ちょうど説明しようとしていたところでした。ゾテピンは、用量に関係して発作リスクがありますが、特に300mg/日以上ではリスクが上がります。リスペリドンやオランザピンについてはあまり情報がありません。

N： よくわかりました。脳波検査は速やかに行えるように調整しましょう。依頼票だけではなく、私と症例について話し合いをしていただいて感謝します。

C： とんでもありません。ありがとうございます。

VI. 検査

45. リチウム毒性の管理

目的

炭酸リチウムの副作用について理解し、リチウム過量服薬時のマネージメントについて、他の医師と話し合えるようになる。

状況設定

40歳の双極性障害の女性が、歩行困難、会話困難、ひどい振戦を主訴に救急外来を受診した。患者は4時間前に、処方された量の3倍のリチウム錠剤を服用したと話している。当直の研修医は患者の評価を行い、リチウム濃度を測定した後に診察依頼をしてきた。

チェックリスト

☐ コミュニケーションを十分にとる
☐ リチウムの治療域と中毒域について説明する
☐ リチウムの毒性作用について説明する
☐ リチウムの副作用について説明する
☐ リチウムをモニタリングする

推奨されるアプローチ

M：リチウムの錠剤を過剰服薬した40歳の女性を診察しました。精神科で引き継いでいただけないでしょうか？

C：その前にもう少し情報提供をいただきたいのですが、患者はかなり多くのリチウムの錠剤を服用されたとおっしゃいましたね。患者が飲んだリチウムの服用量を特定できましたか？ それから患者の臨床症状、特に中毒症状があれば、より詳細に把握したいと思います。さらに、患者がなぜかなり多くの錠剤を飲んだのかということに関して、不明なのですが……。

M：患者は、混乱してしまって、間違って多量に服薬してしまったと話してい

ます。患者はもっている瓶に薬を入れていたようです。4時間前に炭酸リチウム2400mgを服用したと予想されます。現在のリチウム濃度は2.8mEq/Lで、会話障害と振戦を訴えています。そこからどのようなことが考えられますか？

C： 通常の治療域は0.6～1.2mEq/Lですから、リチウム濃度が2.8mEq/Lというのは危険域にあります。しかし、検体は内服後12時間ではなく4時間後に取られているため、ピークレベルは高くなります（訳注4）。したがって、通常のレベルになるまで、血中濃度を再検する必要があります。毒性は2.0mEq/L以上の血中濃度で出現することがあり、現在の臨床像はリチウム中毒を示唆しています。経過観察のために患者を入院させることをお勧めします。

M： これらの症状がリチウムの過量服薬に関係するものだとしたら、どのように治療を進めればいいかよくわかりません。その他の特徴で、確認すべきことはありますか？

C： リチウムの毒性は、主に、中枢神経症状として出現しますが、全身症状も起こることがあります。しばしば眠気がみられ、重症例では意識低下にまで進行することもあります。構音障害によって会話の障害がみられる可能性があります。運動失調と末梢性の粗大振戦がみられます。反射亢進と、筋攣縮、舞踏病、ミオクローヌスがみられることが時々あります。全身症状では、下痢やけいれんがみられる可能性があります。心電図上でQT延長も起こることがあります。腎障害が合併症として考えられます。リチウム服用後に会話障害と粗大振戦、失調歩行が起きたのであれば、リチウム中毒を疑うあらゆる根拠が存在します。

M： リチウム中毒を起こしやすくするような脆弱因子はありますか？

C： リチウムは、肝代謝がなく、ナトリウムと対向輸送ですべて腎臓から排泄されます。したがって、腎臓病、低ナトリウム食、薬剤の相互反応、透析や電解質異常による分布容積の減少のように、腎機能を妨げる因子がある場合にはいずれの場合でも、リチウム中毒に移行する可能性が高くなります。高齢者や脳器質性疾患も、リスクファクターとして考えられます。

M： 患者を入院させたとしても、どんな治療が必要なのかわからないのですが…。

C： いま話したリスクファクターがもしあるならば、その状態に対する治療が必要です。

軽症例では、経過観察とバイタルや血液生化学のモニタリングで十分で、それ以外の治療は必要ないかもしれません。

過量服薬の直後では、活性炭よりも胃洗浄のほうが効果的です。血液透析や腹膜透析は、重症の中毒状態において、治療の選択肢となります。合併症は通常はほぼ可逆性ですが、少数の患者では、大脳の障害や認知機能障害が残ることがあります。心血管系疾患や抗不整脈薬のような薬剤を飲んでいる患者においては、QT延長もリスクファクターになります。ですから、入院治療を考慮するのにも、十分な根拠があります。

M：重要性は低いのですが、リチウムの長期的で非中毒性の作用は何ですか？

C：もっともよくみられる副作用は、体重増加、微細振戦、口渇の亢進です。脱毛症やにきびなどの皮膚症状や、悪心・嘔吐、甲状腺腫、腎機能障害を認めることがあります。より頻度は少なくなりますが、末梢性の浮腫や良性の心電図変化も重要です。

M：いつリチウムを再開すればよいですか？

C：リチウムの12時間値が一旦1.2mEq/Lに下がり、腎機能障害がないことを確認し、患者がリチウムの継続を希望すれば、リチウムを安全に再開してかまいません。

M：いつ退院させればいいですか？

C：患者が意図的にリチウムを飲んだのではないか再度、確認すべきだと思います。もし、意図的に過量服薬したのであれば、退院前にその方と一度お会いしたいと思います。

　　　正しい量と間違って飲んだとその方は話していたということですよね？この点を明らかにしてください。もし薬物療法について患者が不安に感じられているなら、私たちは患者とよく相談する必要があります。

M：今後、このような問題を最小限にするにはどうすればいいですか？

C：今後のマネージメントを考える上では、リチウムの血中濃度が安定するまで、血漿中リチウム濃度の測定を3〜6ヶ月おきに行います。

　　　すべての患者に対して、リチウム治療を開始する前に一般的な副作用と毒性について説明し、中毒症状が起こった時に相談できるように準備しておきます。体重増加については、食事の改善や運動、特に高カロリーの飲み物を避けることで解消できると患者に伝えています。振戦のような副作用は、さらなる薬物調整により改善できると説明しています。もし、患者がリチウムに好意的な印象をもたなかったり、副作用が耐え難いと感じるなら、他の気分安定薬を使用した方がいいかもしれません。

　　　リチウム治療を開始する前に、すべての患者に双極性障害とリチウム治療についてのパンフレットも渡すことにしています。

VII. 非薬物療法についての説明

Ⅶ. 非薬物療法についての説明

46. 認知行動療法について説明する

目的

患者とラポールを築き、認知行動療法（以下CBT）とは何か、どのように作用するかを説明できるようになる。

状況設定

主治医がCBTを行うため、30歳の女性を紹介してきた。患者は2種類の異なる抗うつ薬に部分的反応を示していた。患者はCBTについてもっと詳しく知りたいと希望している。患者にCBTがどのように作用するか説明すること。

チェックリスト
- [ ] 専門用語や一方向的な講義は避ける
- [ ] うつ病の経過、治療について説明する
- [ ] CBTがどのように作用するかを説明する
- [ ] 患者の心配や誤解に留意する
- [ ] 誤った安心感を与えない
- [ ] さらなる情報を提供する

推奨されるアプローチ

C: 主治医の先生があなたのうつ状態に対して、認知行動療法を試してみるよう提案されたと聞いています。

P: はい。2種類の薬を試してきましたが、あまり効果がありませんでした。主治医の先生が、"認知行動療法"というものを受けられるようにと、先生に会うよう勧めてくれました。

C: では、認知行動療法について、すでにどの程度知っているか話していただけますか？

P: 主治医の先生は、認知行動療法は会話をしながら行う治療だと言っていま

した。それ以上は知りませんが、薬の効果がなかった場合に、その治療がどのように役に立つのですか？

C： ご説明しましょう。何か聞きたいことがあれば、話の途中でもかまいませんから自由に聞いてください。うつ病に対する治療には、主に2つのタイプがあります。一つは、薬や電気けいれん療法のような身体的治療、もう一つは心理学的な治療、あるいは会話による治療です。認知行動療法は、もっとも一般的に行われる心理療法の一つです。

P： 専門の先生が私に「しっかりしなさい」と励ましてくれるんですか？

C： それとは少し違います。あなたがものごとをどのように感じるかというような思考や行動のパターンを特定し、それを変化させられるように一緒に取り組んでいくものです。

　うつ病になると、一般的に自分自身、未来、外界について否定的な考えを抱くようになります。これらの考えは、自動的に心に浮かんできます。この否定的な考え、または"認知"は、自信を損ない、気分の落ち込みをよりひどくし、好ましくない行動へと導いてしまいます。

　「ものごとが自分の思った通りにならないと、もうおしまいだ」と習慣的に考える人について考えてみてください。ものごとをめったに前向きにとらえられないでしょうし、自分自身や未来について意気消沈してしまうでしょう。ものごとに対して否定的なので、好ましくない方法でものごとに取り組み、何も肯定的に考えられません。その人の世界観は、挫折と失望の連続になってしまいます。そして、ますます落ち込んでしまい、それが行動や思考にも影響して、悪循環になってしまうでしょう。

P： では、認知行動療法ではどんなことをするのですか？

C： 認知行動療法は、抑うつ気分に導き、悪循環になってしまうような思考、認知、行動パターンを特定し、異なる考え方や行動を行えるようになるよう、取り組んでいく治療です。その結果、より適切にものごとに関われるようになります。そして、うつ病の人が、状況をより現実的な視点で考えられるよう、新たな試みを行うことが可能になります。今までとは異なる行動を体験しながら、気分が改善したか振り返ります。気分、考え、行動がどのように関連しているか吟味するために日記をつけたり、1日を通して行動の記録をつけたり、その時々の喜びを数値化したり、考えの偏りを認識することを繰り返していきます。

P： 他にもありますか？

C： 認知行動療法は、"生活ルール"を調べるのも特徴的です。私たちはどの

ように生活するかということについて、それぞれが強い信念をもっています。自分の経験から生活ルールが形成されていきますが、同じように他の人の行動や生活様式をみて、他の人の生活ルールを部分的に身につけていくこともあります。生活ルールは私たちが気づかない間に、生活に大きな影響を与えています。例えば、「成功している時はあらゆることが快調だから、私は常に成功していないといけない」という信念で生活している人のことを考えてみましょう。この信念は現実的ではありませんし、不可能です。もしこの考えに執着すると、その人は自分を役立たずと感じ、失望してしまいます。うつになってしまうでしょう。現実の生活では、誰もが時々、失敗をしてしまうからです。その人にとって不可能なことを要求すると、失望して落ち込んでしまいます。認知行動療法は、"ルール"を認識するのに役立ちます。そして、ルールをより生活に適応しやすいものに変化させます。

P： 私は寝椅子に横になって、幼ない時のことを話さないといけないんですか？ 幼ない時に、両親とどのように関わっていたかについてもですか？

C： そうではありません。認知行動療法は、過去の出来事よりはむしろ「今、ここで」を話題にします。認知行動療法は、新たな対処法や問題解決技法を学ぶことで、今後の人生に役に立ちます。否定的な自動思考や生活ルールが、子供時代に形成されたものであっても変化させていくことができます。

P： 治療はどれくらい続けるんですか？

C： 認知行動療法は、一般的には8〜12週間行います。通常は、週に1回、50分間のセッションがあります。

P： こんなに短い期間で、どうやって私の問題を整理するんですか？

C： 認知行動療法は、認知療法家の援助を受けながら問題を整理していきます。治療は、自分自身の力で思考や行動パターンを変えていくことで効果を発揮します。これは時間をかけて行う必要があります。振り返りのセッションに時間をかける必要があるかもしれません。

　治療者は、次のセッションまでに「宿題」をするように伝えることもあります。あなたがストレスを感じた状況での思考、感情、行動の日記をつけるように指示します。それから、その思考に対してどのように対処し、どのように他の考えに置き換えていくか、治療者と一緒に取り組み続けていきます。治療の後半部分では、「生活ルール」に重点をおきます。

P： 抗うつ薬を服用していても、認知行動療法はできますか？

C： もちろんです。これらがお互いの効果を強めあうという科学的な根拠があります。

P： 私はうつだけでなく、不安も強くあります。そのことが問題になりますか？
C： 全く問題ありません。この2つの症状はしばしば同時にみられます。認知行動療法は、特にこれらの問題に積極的に取り組もうとする人に適しています。うつと不安の両方を治療する際には、私たちは認知行動療法の技法を使用しています。
P： 認知行動療法は、うつの再発を予防できますか？
C： はい。認知行動療法は、好ましくない考え方や生活のルールを変えるのに役立ちます。ですから再発の可能性を低くするのに効果的です。実際に、最後の数回のセッションは、再発予防に焦点をあてています。
P： 臨床心理士が私を診察するのですか？
C： 認知行動療法の訓練を受け、経験をつんだ臨床心理士、看護師、精神保健福祉士、精神科医などが治療を行うことになると思います。
P： それは、カウンセリングと同じですか？
C： 認知行動療法はより構造化されていますが、どちらも会話による治療です。いくつか類似点があります。例えば、あるカウンセリングの技法では、問題解決や世の中の見方を変化させます。
P： 認知行動療法を受けることで、どのように変わりますか？
C： 大まかに話すと、主に3つの利点があります。最も重要なことは症状の改善です。2番目は、うつや不安を引き起こし、自分を傷つける要因をみつけ出し解決することです。3番目は、認知行動療法の技法を身につけることで、治療者の助けがなくてもいずれ自分で問題を解決できるようになることです。
P： 家に帰る時までに、今話したことのほとんどを忘れてしまいそうです。
C： 認知行動療法について書かれたパンフレットを差し上げます。治療をご希望されて、またお会いできればと思います。もしよろしければ、ご家族と一緒に来ていただいてもかまいません。

VII. 非薬物療法についての説明

47. 電気けいれん療法の説明をする

目的

2つの異なる抗うつ薬に反応を示さない中等度のうつ病の高齢患者とラポールを築く。インフォームド・コンセントを取るという方向で、電気けいれん療法（以下ECT）の方法、利点と欠点を説明する。

状況設定

身体症状を伴う大うつ病性障害の67歳男性は、パロキセチン40mg、その後にアミトリプチリン150mgをそれぞれ6週間投与しても反応を示さなかった。担当の精神科医は、患者とECTについて話し合い、患者からECTの同意を得るようあなたに求めてきた。

チェックリスト

☐ 適応について慎重に考慮する
☐ 診断、治療の選択肢、ECTの予後と原理について説明する
☐ 患者がECTについて知っていることを明らかにし、間違った認識があれば修正する
☐ 処置、施術者、作用機序について説明する
☐ 利点、欠点、考えうる合併症、不確実性について説明する
☐ 文書で情報を提供し、家族や友人との話し合いを勧める
☐ ただちに同意をするようにプレッシャーを与えない
☐ 患者がECTを拒否したとしてもそれを尊重する

推奨されるアプローチ

C： 山下さん、ここにきていただき、ありがとうございます。治療の選択肢について話し合いたいと思います。お話させていただいてもよろしいですか？
P： ええ、大丈夫です。

C： ありがとうございます。もし私の言うことがよくわからなかったり質問があれば、いつでも言ってください。ご存知だと思いますが、山下さんは今、重いうつ病の状態にあります。2種類の抗うつ薬を試してきました。不快な副作用を体験したにもかかわらず、これまで頑張って治療を続けてこられました。しかし、それでもうつ病は改善しませんでした。むしろ、気分が以前より重くつらく感じるようになってきているようです。ですから、試すことができる他の治療について話し合う必要があると思うのです。

P： 他の治療にはどんなものがありますか？

C： うつ病性障害の主な治療手段は心理的治療と、身体的治療です。身体的治療にはさまざまな抗うつ薬による治療と電気けいれん療法があります。

P： カウンセリングはどうなんでしょうか？

C： 心理的治療のことをおっしゃっているのだと思いますが、心理療法は一般的には、軽症のうつ病では効果的です。現在、山下さんのうつ病はとても重い状態なので心理療法によって改善を期待するのは難しいかもしれません。薬物療法や電気けいれん療法でうつ病の症状が改善した時に、カウンセリングを考慮するとよいでしょう。一旦回復すれば、心理療法はうつ病の再発の可能性を減らすのに効果的です。

P： 他の薬を使ってみるのはどうですか？

C： 薬物療法に関しては、他の抗うつ薬を試したり、リチウムのような気分安定薬を抗うつ薬と組み合わせたり、抗うつ薬同士の併用療法を行うこともできます。しかし、新しい薬が有効かどうかを判定するために6週間待たなければいけませんし、新たな副作用の出現の可能性もあります。これが一番重要なことですが、私たちは山下さんのうつ病の症状が悪化していることを心配しており、できる限り早くそのつらさから解放されてほしいと願っています。電気けいれん療法は薬物療法よりも通常速やかに効果がみられますし、抗うつ薬治療がうまくいかない時でもしばしば効果があります。

P： 私は電気けいれん療法を受けなければならないということですか？

C： いいえ。何かをしなければならないと言いたいのではありません。治療の選択肢について話し合い、症状をよくする一番よい方法を、一緒に相談しながら決めていきたいと思うのです。

P： 電気けいれん療法は、ショック療法ですよね？

C： ええ、ある意味ではそうです。電気けいれん療法は、患者さんが麻酔で寝ている間に行い、脳にけいれんを引き起こす小さな電気刺激を与えます。患者さんはショックを感じることは決してありません。不整脈のような身体的

な状況で治療する時に用いる電気ショックとは違います。電気けいれん療法について聞いたり読んだりしたことはありますか？
P：　電気けいれん療法は野蛮な治療だと聞いたことがあります。
C：　ある人たちは電気けいれん療法に反対しています。ここ数年で、かなり洗練された方法に変わってきました。最近では、この治療を行ったほとんどの患者が、また再発した時にも必要があれば行いたいと考えており、中には医師が提案する前にもそれを希望する方もいます。
P：　どんなふうにして作用するのですか？
C：　さまざまな化学伝達物質が脳の機能をコントロールするために存在します。このうち、特にセロトニン、ノルアドレナリン、そしてドパミンの活性が低下するとうつ病になるのではないかと考えられています。抗うつ薬と電気けいれん療法はそれらの伝達物質を正常の状態に近づけることで効果を発揮します。
P：　薬物療法が有効でなかったのに、どうして電気けいれん療法が有効なんですか？
C：　研究結果では、この治療は薬物治療よりも通常、早く効果が出現すること、より重症のうつ病においては特にそうだと示されています。さらに重要なのは、電気けいれん療法は薬物治療が有効でなかった場合にも効果を示すことが多いのです。生命のリスクがあるようなより重症のケースでは、薬物療法を試すのを待たずに電気けいれん療法を行います。薬物療法を行うのが危険な患者さんや、高用量、または薬物の併用療法に耐えることのできない患者さんでは、この治療は安全で効果的な選択です。
P：　処置中に死んでしまう可能性はどれくらいですか？
C：　きわめて低いです。死亡のリスクは、全身麻酔を行って歯を抜く時よりも低いです。治療を受けた5万人のうち1人以下です。すべての麻酔薬にリスクがありますが、そのリスクはわずかで、詳しい身体的検査や、血液検査、心電図検査をあらかじめ行っておくことで、リスクを最小限にします。
P：　起こりうる副作用はなんですか？
C：　副作用は通常は軽度で短時間しか続きません。治療直後に、筋肉痛、吐き気、頭痛を感じるかもしれません。治療についての記憶はなく、30分～1時間程度は少しボーっとするかもしれません。直前の記憶、処置中の記憶、治療直後の記憶にも影響することもあります。親しい人の電話番号や名前などの個人的な記憶にも少し影響が出るかもしれません。これは通常、数週間で消失します。

P： 記憶力は今でもあまりよくありません。それがひどくなるのではないかと、とても不安です。

C： 私たちは注意深く、それぞれの患者さんに対して最小限に、そして有効性を検討しながら治療を週に2〜3回のみ行っていますが、もし意識のくもりが問題になるなら、回数を減らして週に1回にします。電気けいれん療法が記憶の障害を引き起こす場合には、電気刺激を両側の側頭部に置く代わりに、頭の片側にのみ、あるいは前頭のみに置きます。

P： 治療に同意したらどう進みますか？

C： 麻酔科医が麻酔を短時間使用するのに問題がないかどうかを判断するために検査を行います。治療の前の日の夕食以降は、食事などを中止にする必要があります。治療する日の朝には、手術室に山下さんをお連れします。そこには麻酔科医と精神科医、看護師がいます。寝台に横になり、血圧、心電図、脳波をモニタリングする装置をつけている間に、酸素を吸っていただきます。そして、短時間作用型の麻酔薬と筋弛緩薬を注射します。眠りに入ったことを確認して、頭に2つの電極をつけ、少量の電流を通します。これが脳にてんかんに似た活動を数十秒引き起こします。数分以内に、麻酔が切れ、意識を取り戻します。最初は頭がぼやけるかもしれません。処置の間はずっとスタッフの誰かが山下さんのそばにいます。通常であれば、自分自身で昼食をとるほどに回復します。

P： 誰が電流を流すんですか？

C： 電気けいれん療法の訓練を受け、経験のある精神科医が行います。精神科の責任医や指導医の下で働く若手精神科医です。

P： 何回くらいその治療を受けなければならないのですか？

C： 決まった回数はありません。通常、うつ病の患者では6回から8回の治療が必要ですが、ある患者さんは3回か4回治療を行うと回復し、まれには8回以上必要とする患者さんもいます。回復の様子、副作用、さらなる治療の必要性をそれぞれの治療の後に評価を行います。

P： もし受けたくないと言ったらどうなりますか？

C： あなたの決断を尊重し、薬物を用いてよくなるよう治療を続けます。もしよくならなければ、もう一度治療の選択肢について話し合いましょう。

P： 私はどうすればよいですか？

C： 情報を書いた用紙をお渡しします。それに目を通していただき、ご家族や友人、病棟の看護師と相談してください。

　もしご希望でしたら、セカンド・オピニオンを受けてもいいでしょう。他

に質問があれば喜んでご相談に乗りますし、もしご希望でしたらご家族や友人にもお会いしましょう。

　電気けいれん療法を行う決心をされたら、知らせてください。その場合には、同意書に署名していただき、治療をなるべく早く始められるように調整をします。同意書にサインをした後も、決断を変更できますから安心してください。

VII. 非薬物療法についての説明

48. 長期の精神分析的精神療法について説明する

目的

境界性パーソナリティ障害の患者に対する長期の精神分析療法の過程を説明する。

状況設定

あなたは精神療法を専門としている医師の指導を受けている。ある主治医(精神科医)が、長期の精神分析療法を求めて、境界性パーソナリティ障害の若い女性を紹介してきた。主治医から、患者にこの治療の経過を説明するよう依頼された。

チェックリスト

- ☐ 紹介受診となったことについての患者の理解を明確化する
- ☐ 精神療法への患者の期待を聞き出す
- ☐ これまでの精神療法の経験と行き詰まりを明確にする
- ☐ 治療関係と治療上の境界について説明する
- ☐ 転移と抵抗について説明する
- ☐ 治療契約の基本原則を設定する

推奨されるアプローチ

C: 長期の精神療法を行うために、かかりつけの精神科の先生から依頼がありました。そのことについて詳しく説明を希望されていると理解していますが、いかがですか?
P: はい、そうです。
C: 治療についてすでに知っていることをうかがってもよろしいですか?
P: 週に1〜2回の面接で1〜2年かかり、いろいろな利益があることは知っていますが、どんなことをするのかは知りません。
C: 今まで受けてきた治療について話していただけますか?
P: 数年間、抗うつ薬治療を受けてきました。

C： 抗うつ薬治療は役立っていたと感じますか？
P： ええ、そう思います。でも私の対人関係にはまだたくさんの問題があって、時々、ひどく自己嫌悪におちいることがあります。
C： 今まで心理治療、または会話による治療を受けたことがありますか？
P： 受け持ってくれている先生は、私の生活で起きていることについて話をする時間を少しとってくれていました。
C： そのことについて、もう少し詳しく教えていただけませんか？
P： その先生は治療が役に立ったと考えているようですが、実際のところ、私にとってはそんなに役に立ってはいませんでした。十分な時間をかけてくれたようには思いませんし、私のことを深く理解してくれてはいないと思いました。
C： その先生に対してとても強い反応をするようになっていましたか？
P： どういう意味ですか？「強い反応」ですか？
C： その先生に対して怒りの感情をもったり、次の治療までの間にがまんができなかったことがありますか？
P： そうですね、私が腹を立てたことは事実ですが、どの治療もとても必要でした。約束の30分前までにはいつも着くようにしていました。面接の1時間ほど前にはクリニックの周りを歩き回っていることもありました。
C： そのことを先生と話し合ったことがありますか？
P： いいえ、ありません。
C： それでは長期の精神療法について、もう少し話し合いましょう。
P： はい。
C： おわかりだと思いますが、精神療法は会話による治療のことを指し、いくつかの異なる手法があります。これらの治療は、1～2回といったとても短いものから、2～3年も続くような治療まで様々です。患者さんのニーズに応じて作りあげていく治療です。
　　受け持ちの先生が長期の精神療法を勧めたのは、あなたのニーズがより複雑で、十分な利益を得るために治療を行うのには、時間がかかると考えたからではないかと思います。
P： そうですか？
C： ええ。あらゆる精神療法に共通しているのは、治療関係の構築、ということです。
P： どういう意味ですか？　どんな「関係」ですか？
C： そうですね、患者さんと治療者の間を結ぶ信頼のきずなで、その他の関係

にもとてもよく似ています。
P： 友人関係のようなことですか？
C： そうですね、友人関係とは少し違います。治療者は、援助を行う専門家という位置づけにあります。治療者とあなたとの関係は、いくつかのルールによって守られていなければいけません。これには、治療者自身の個人情報を、治療面接の中でどれくらい明らかにするか、時間外に来たときの対応、個人的な精神療法、支払いの問題など、いろいろな事柄が含まれます。
P： なるほど。
C： 誰しもニーズと弱さをもっているので、いわゆる境界の必要性について、患者と治療者の双方が理解することが重要です。
P： 境界ですか？
C： ええ、境界です。治療関係を維持するために必要ないくつかのルールを指しています。
P： なるほど。
C： 長期の精神療法で注意しなければならないもう一つの点は、長期の精神療法が関係性の力動に焦点をあてていることです。
P： 力動ですか？
C： ええ、主治医が治療を行った時に、あなたがその先生に対して抱いた反応について、先ほどお話されたと思います。長期の治療では、治療者との安定した協力的な治療関係を形成することが重要です。治療者への反応の仕方をみることも重要で、あなたがかつて体験してきたことを理解するうえでも役に立ちます。
P： 無意識のことを言っているんですか？
C： おっしゃるとおりです。精神療法では、治療者への反応のことを「転移」と呼んでいます。転移は、治療者に対して抱かなければならない無意識に決定づけられた反応のことをさします。例えば、かつての治療の中で怒りを感じたり憤慨したことは、あなたの願望や対人関係でみられる行動の無意識の側面について、私たちにいろいろと気づかせてくれるので、重要かもしれません。
P： なるほど。
C： 「抵抗」と呼ばれる別のプロセスから生じる、精神療法に伴って起きるフラストレーションについても理解しておく必要があります。
P： 抵抗ですか？
C： ええ、抵抗は精神療法中にその人自身の現在のあり方を維持しようとして

起こる患者さんの反応のことを言います。多くのケースでは、精神療法は対人関係における体験と同じように、人々の考え方、感じ方、行動の仕方に変化を起こそうとします。人々がそのようにあるということは、その人の人生経験と、その人格を形成するに至った経験によるものです。これらを精神療法で変化させようとするならば、この抵抗にあうことは無理もありません。これは治療の正常な一部分で、先ほど話し合ったもう1つのプロセスである転移とともにとても重要です。

　その他に質問はありますか？
P：いいえ、よくわかりました、ありがとうございました。
C：それはよかったです。もう1点、話し合わなければいけないのは、治療における「契約」です。
P：ビジネスの契約と同じようなことを言っているんですか？
C：それと似たようなものです。精神療法における契約は、治療で起きようとしていることへのルールを設定することです。私たちは、週に何回の治療を行うかというようなことを話し合わないといけません。この治療がいつまで続くのか？　時間外に問題が起きたらどうするか？　治療面接の中で認められている行動は何か？　面接を休んだり、遅れたときのルールについてもです。次の治療では、これらについてより深くお話しましょう。
　終わりにする前に、聞いておきたい質問はありますか？
P：いいえ、大丈夫です。
C：精神療法のさまざまな側面についてのより詳しい情報が書かれたパンフレットをお渡しします。もし他にも質問があれば、次回お会いした時にお話したいと思います。

Ⅷ. その他の評価

Ⅷ. その他の評価

49. 精神保健福祉法について説明する

目的
精神保健福祉法の基本的原理を理解する。

状況設定
精神科実習中のある医学部生が、精神科への配属初日に何人かの患者が彼らの意思に反して入院となっていることに関心をもった。精神保健福祉法の基本的原理を説明し、その一般的使用について説明すること。

チェックリスト
- [ ] 一般的な概念
- [ ] 評価・治療のための入院
- [ ] 法のもとでの評価
- [ ] 申し立て
- [ ] 退院
- [ ] 身体的疾患の治療
- [ ] その他のセクション
- [ ] 精神医療審査会
- [ ] 総括

推奨されるアプローチ

C： 何人かの患者さんが意思に反して入院していることに関心をもったと聞いていますが、そうですか？
S： はい。とてもむごいことのように思えます。
C： 君が患者さんの気持ちに立って関心を持っていることはよいことだと思います。まず、精神保健福祉法について、すでに知っていることを話してくれますか？

S: すみません、それについては今まで聞いたことがありません
C: そうですか。一般的に私たちの社会では、他人の下した決断が彼ら自身に有害であったとしても、彼らの決断や自主性に敬意を払い尊重しています。
　精神疾患では、決断を行う能力や判断力に影響が出たり、彼ら自身、まれに他人を傷つけるような行動をしてしまうことがあります。そのため、精神保健福祉法は、障害者を守る目的でつくられた法律で、人々の安全、保護、精神疾患をもつ人の治療を保証するためのものです。
S: 自分を病気だと思っていない精神疾患の患者さんの治療はどのように行うのですか？
C: 症状が重くなければ、家族の保護下で外来治療を試みたり、場合によっては本人の同意による任意入院を行います。そして、患者さんの健康や安全、他者の保護という観点から入院が必要かどうか考慮します。患者本人の同意がなくても患者さんの精神疾患の状態が入院治療を必要とされる場合にのみ、精神保健福祉法にもとづいて、精神保健指定医は保護者の同意のもとで入院治療を行うことができます。
S: 自傷他害の可能性のある患者さんについては、その法律のもとで入院が必要かどうか、誰が決定しどのように行うのですか？
C: その人についての案件があげられた時、精神疾患に対する治療が必要な場合には、都道府県の知事は措置鑑定を求めることができます。措置鑑定では2名の精神保健指定医が患者を別々に診察して、自傷他害の可能性はどうか、精神疾患があるかどうか、病状はどうか、入院治療が必要かどうか判断をします。2名の精神保健指定医が2名とも要入院と判断した場合に、患者さんが入院に同意しているかどうかにかかわらず、措置入院の適応と判断します。
S: その2人の医師が相談して決めたら、同じ意見になってしまって安全ではないと思います。
C: そうですね、でもそれはありません。精神保健福祉法のもとで入院の評価を行う時には、関わっているそれぞれの精神保健指定医が独立して入院が必要であると判断していなければいけません。そして、それぞれの医師の下した結論をもとに知事が入院の命令を出します。
S: もし万一、患者さんの入院が不適切に行われたとしたらどうなるんですか？
C: そのような場合には、患者、またはその家族は都道府県知事に対して「退院等の請求」の申し立てをすることができ、それに伴い「退院等の請求によ

る審査」を精神医療審査会が行います。精神医療審査会は、専門家で構成される独立した会で、必要であれば主治医や病院管理者に対して処遇改善を指示することができます。

S： 身体疾患をもっている人も同様に精神保健福祉法が適応されるのですか？
C： 一般的には、精神保健福祉法のもとで身体疾患の治療を行うことはできません。しかし、例外があります。例えば、身体疾患がせん妄のような精神障害を引き起こしたり、摂食障害のような精神疾患から身体的状況が危険になっている場合です。
S： よりよい医療を保証するために、ほかに保護手段はあるのでしょうか？
C： 精神保健福祉審議会および精神医療審査会が、どのように病院が精神保健福祉法を利用しているか審査しています。審査員が病院を定期的に訪問し、入院患者にインタビューを行います。
S： 精神保健福祉法について詳しく書かれたものはありますか？
C： 精神保健福祉法は、病棟や外来にも本があります。医療保護入院や措置入院の診察の場面に君が立ち会うことも歓迎しますから、希望があれば言ってください。そして、実習中に疑問があったら何でも聞いてください。
S： ありがとうございます。

Ⅷ. その他の評価

50. 病前性格を評価する

目的
病前性格を評価できるようになる。

状況設定
40歳の男性が、重症うつ病のエピソードから完全回復した。かかりつけ医が、患者の病前性格の評価を依頼してきた。

チェックリスト
- [ ] 導入：パーソナリティについて説明する、質問している時期を明確にする
- [ ] 発達、成熟、安定度、雇用、関係性
- [ ] 趣味、薬剤、アルコール
- [ ] 野心、空想
- [ ] 自信、アサーティブな自己表現技法
- [ ] 社交性
- [ ] 気分、心配と対処行動
- [ ] 完璧主義、態度、信念、基準、柔軟性
- [ ] 信頼感、誠実さ
- [ ] 反社会性、衝動性
- [ ] 演技性、境界性パーソナリティ、注意を引こうとすること

推奨されるアプローチ

導入
わかりやすい言葉で診察の目的について説明し、パーソナリティの概念について説明する。病気の発症時期を明らかにする。質問になっている期間は、病気の発症より前であることを説明する。
C： 病気になる前に、あなたがどのような人だったか、教えていただけます

か？
　　病気になる前にあなたがどのような人でしたかと、私があなたの友人にたずねたとしたら、彼らは何と答えると思いますか？
　　病気になる前にお会いしていたとしたら、私があなたにどんな印象をもったと思いますか？
　　他の人と比べて、自分自身をどんな人だと説明していましたか？

発達、成熟、安定性
C：どのような子供だったか教えていただけますか？
　　学校ではどのように過ごしていましたか？
　現在の対人関係、最後の対人関係、もっとも長い対人関係、現在の仕事、もっとも長く続いた仕事についてたずねる。
　余暇活動、趣味、アルコール、薬物使用についてたずねる。

野心、空想
C：病気になる前、人生で何を達成したいと思っていましたか？
　　自分自身を野心的な人だと思いますか？
　　想像力が豊かでしたか？
　　どんな夢をもっていましたか？
　　悪夢をよくみるほうでしたか？
　　特に信じている宗教はありますか？
　　信仰は、つらい時に役に立っていましたか？　どのように役に立っていましたか？

自信、アサーティブな自己表現技法
C：自分自身にどれくらい自信がありましたか？
　　普段、どれくらいほかの人に頼っていましたか？
　　問題を抱えている時は、自分自身で解決しましたか？　それとも誰かに助けを求めましたか？
　　普段、奮闘することに、どれくらい心地よさを感じていましたか？
　　人生で一番ストレスを感じた時には、どのように対処しましたか？

社交性
C：普段、どのように人付き合いをしていましたか？

友だちはたくさんいましたか？
友だちを作るのが得意でしたか？
いつも自分から会話を始めていましたか？
集団で何かをするのが好きでしたか？ それとも1人でするのが好きでしたか？
あなたはいつも集団の中心にいましたか？
職場の同僚とは普段、どう付き合っていましたか？
上司とはどうでしたか？

気分
C： 普段、気分はどのようでしたか？
普段、陽気でしたか？ それとも憂うつでしたか？
どれくらいの頻度で気分の変動がありましたか？
気分は、特に理由なく変化しますか？ それとも何かきっかけがありますか？
普段、一番よい状況が起きることを期待しますか？ それとも最悪なことが起きると予期しますか？
ご家族や友人は、あなたのことを気分屋だと言いますか？

心配、対処行動、回避、依存
C： 病気になる前、生活上の出来事にはどのように対処していましたか？
心配をよくするほうでしたか？
心配を誰に相談していましたか？
ストレスがとても多くて、対処することができませんでしたか？
予想していたことと違うことが起きた時には、いつもどのように感じていましたか？
あなたに関係ない人について、どの程度、心配していましたか？
決断を下すのが大変でしたか？
責任ある立場が好きでしたか？
グループの中でリーダーになることが多かったですか？ それとも一員として人に従っていた方でしたか？

完璧主義、態度、信念、基準、柔軟性
C： 自分自身をきちんとしていると思いますか？

公私にわたってきちんとしていること、事細かいこと、凝り性であるか、きれい好きかどうかたずねる。
C： 道徳的に厳しい見方をもっていますか？
　　変化に適応できる人だと、わりと周りから思われている方ですか？
　　他の人に影響されやすいですか？

反社会性、衝動性
C： 病気になる前、衝動的だったりしましたか？
　　警察沙汰になったことがありますか？
　　暴力を振るったことがありますか？
　　他の人はあなたのことを無責任だと考えていましたか？
　　これらの行動はほとんどいつもありましたか？　それとも、ストレスを受けたり、お酒と飲んだ後のような時だけでしたか？
　　速やかに決断を下すことができましたか？

信頼性、誠実さ
C： いつも人のことをどのようにとらえていましたか？
　　いつも人を信頼できましたか？
　　どのように批評したりしていましたか？
　　もし何か間違いをみつけたら、それを即座に指摘しますか？
　　何かコメントをする前に、他の人を怒らせるのではないかと心配していましたか？

温かさ、演技性、境界性、注意を引く
C： 病気になる前、いつも感情を表に出していましたか？　それとも内に秘めていましたか？
　　恋人や親友はいましたか？
　　注意を引こうと、いつも必死でしたか？
　　感情的すぎると、人に言われていましたか？
　　人に見捨てられることが不安でしたか？
　　危機が起きた時は、どう対処していましたか？
　　これまでに自分自身を傷つけたことはありますか？　（過量服薬、リストカット…）

総括と変化
　特徴的なことをまとめ、患者に意見を聞く。
　病気が発症してから、普段の性格や考え方がどう変わったかたずねる。

VIII. その他の評価

51. 同意能力について評価する

目的
患者に同意能力があるか評価し、外科チームと治療について話し合う能力があるか評価を行うことができるようになる。

状況設定
松本さんは69歳の男性で、院内の外科で入院治療を受けている。患者は、体調不良と嘔吐のため、精査目的で2日前に入院となった。検査と精査の結果、腸閉塞が疑われた。患者は試験的切開術に対する同意書への署名を拒否している。外科チームは、手術への準備を進めてよいかどうか意見を求めてきた。患者に手術への同意能力があるか、または手術への同意を保留とするべきかについての評価を行い、その判断について外科医と話し合うこと。

チェックリスト
- ☐ この症例の身体的状態を確認するために、診察前に外科医と話し合う
- ☐ 患者に自己紹介し、自分の役割を説明する
- ☐ 患者に手術への同意能力があるか、同意を保留とするべきかを評価する
- ☐ 同意能力がない場合、このことを説明できる精神障害があるかを確認する
- ☐ 外科のチームに自分の判断を伝え、とりうる選択肢を説明する

推奨されるアプローチ

この症例の状態を確認するために、外科医と話し合う
　入院の理由、現在の問題、必要とされる外科的な処置、手術のリスク、手術をした場合の予後（見通し）と、しない場合の予後を明らかにする。

患者に自己紹介し、自分の役割を伝える
　C：松本さん、こんにちは。私はこの病院の精神科医の_____です。松本さん

を担当している外科のS先生から診察の依頼がありました。治療をめぐって起きている問題に対して、私たちがどうするのがよいか、判断していくためにお会いしています。S先生は、腸閉塞の原因を調べ、治療するためには手術が必要だと考えていますが、松本さんは手術を受けることを望んでいないとうかがっています。それで間違いありませんか？

あらゆる問題についての患者の理解
C： いま、あなたが抱えている問題について、理解していることを話してください。
　　おなかにどのような問題があると言われましたか？
　　外科の先生は、具合が悪いのはどうしてか、食べ物が喉を通らないのはなぜかを説明してくれましたか？
　　以前に手術を受けたことがありますか？

提案された手術方法に対する患者の理解
C： 外科の先生は、どんな処置が必要だと考えておられるのですか？
　　使用する予定の麻酔について、外科の先生は松本さんに何と説明しましたか？
　　手術をすると、おなかが今とは違った感じになってしまうかもしれないことを、外科の先生は説明してくれましたか？
　　手術後、尿道にお小水の管を入れて、しばらく違和感があるということを、外科の先生は説明してくれましたか？

手術目的についての患者の理解
C： 手術が必要なのは、どうしてだと思いますか？
　　外科の先生は、なぜ松本さんに手術が必要だと考えているのですか？

手術のリスクについての患者の理解
C： 外科の先生は、手術を受ける際の危険性を説明してくれましたか？
　　手術は痛いと思いますか？
　　死亡する可能性があると思いますか？
　　手術の跡が残ることを、知っていますか？

手術を受けない場合のリスクへの患者の理解
C： 放置すると、どんなことが起きると思いますか？
　　何もしなくてもよくなりそうですか？
　患者の理解の程度を確かめた上で、患者が知らなかったことに関する情報を提供し、再び質問する。情報提供は簡単に、わかりやすい用語を用いて少しずつ行い、理解できたかどうかを評価する。

これまでに伝えられた情報を患者が信じているか？
C： 腸を閉塞させるような原因が何かあるのでしょうか？
　　外科の先生の説明をなぜ信じていないのですか？
　　何が原因で今こういう状況になっていると思いますか？

決断を下すにあたって、与えられた情報から熟考できるか？
C： 手術することの利点と欠点について話していただけますか？
　　なぜ手術を受けないことに決めたか、話していただけますか？

最終判断を確認する
C： 外科チームがなぜ手術が必要だと考えているか、松本さんと十分に話ができました。手術を受けることについて、現時点でどういうご意見か教えていただけますか？
　　それはどうしてですか？
　　本当にそれでよろしいですか？
　もし患者に判断能力が欠如している場合には、精神科的既往に焦点をあてた情報収集を行い、精神状態を把握する。
　患者に礼を述べ、最善の方法を決めるために、あなたが外科医と話をする必要があると説明する。
　患者は面接の間を通じて、あなたの話に集中できず、時々痛そうにしていた。精神状態の把握を行うと、見当識（場所）の障害、注意の障害、記憶障害が認められた。患者の診療録には、低ナトリウム血症（126mmol/L）と記載されていた。臨床像は、身体的要因によるせん妄状態を呈しており、それによって同意能力に明らかに影響が出ていると考えられた。

外科医にこれを説明する。
C： 松本さんにお会いしました。私の判断では、手術に対する同意能力が欠如

していると考えられます。手術に関連している情報を理解できず、記憶を保持できない状態にあり、また情報を理解できないために患者自身で判断を下すことができません。

S： 手術へと進めることに先生が同意されていると、診療録に記載していただけますか？

C： 松本さんの診療録に私の意見を記載しますが、手術を行うかどうかという最終的な判断は、患者の利益について最大限考慮した上で、執刀する外科医として、先生方でしていただくことになります。

S： 精神保健福祉法を踏まえた手続きを行うことで、手術はできないのでしょうか？

C： 精神保健福祉法では、精神症状の評価や治療を行う目的でのみ、患者を精神科病棟に入院させることが認められています。ただし、治療を強制できるというわけでもありません。現時点では身体的状況を最優先とするべきです。手術後にあらためて精神状態を確認したいと思います。

S： 患者の唯一の家族は、アメリカにいる娘さんで、彼女の到着を待って同意書にサインしてもらうまでに5日間ほどかかる見通しです。その間、私たちは何をするべきですか？

C： 患者が成人なので、患者自身の処遇については誰にも同意する権限はありません。ただ、よい医療を提供するという観点から、ぜひ電話で娘さんに相談すべきでしょう。患者の最大限の利益が考慮されるべきでしょう。

Ⅷ. その他の評価

52. 治療を拒否する能力を評価する

目的

緊急を要さない大手術をめぐって、手術への同意取り下げを希望している患者とラポールを築く。患者の判断能力の評価を行い、外科チームに助言を行うことができるようになる。

状況設定

57歳の会社経営者の松村さんが、あなたの病院の一般外科病棟に入院した。上部消化管の違和感に対して、超音波検査を受けたところ、直径8cmの腹部大動脈瘤がみつかった。患者は動脈瘤に対する待機的手術を行うために入院した。ルーチンの検査と適切な夜間の睡眠の後、患者は手術に踏み切ることを拒否した。患者は退院を希望している。患者がすでに同意書にサインしていたことから、手術に踏み切ってよいかどうか、外科医があなたに助言を求めてきた。

チェックリスト

- ☐ この事態の事実関係を確認する
- ☐ 患者に自己紹介を行い、評価の目的を説明する
- ☐ 手術への同意能力/同意を取り下げる能力を評価する
- ☐ 同意能力の欠如がみられる場合、精神障害が関与していないか確認する
- ☐ 手術チームに自分の意見と治療の選択肢を伝える

推奨されるアプローチ

この状況の事実関係を確認するため、外科医と相談する

C： S先生、こんにちは。私は精神科研修医の＿＿＿です。これから松村さんの診察を行おうとしているところですが、今回の事態について教えていただけませんか？
　　なぜ松村さんは入院したのですか？

現在の問題はどのようなことですか？
　　どのような手術が必要だと考えていますか？　考えられるリスクには、どのようなものがありますか？
　　手術を行った場合の予後はどうなのでしょうか？
　　手術を行わなかった場合、病状の自然経過はどうなのでしょうか？

患者に自己紹介を行い、診察の目的を説明する
C：松村さん、こんにちは。私はこの病院の精神科医の＿＿＿＿＿＿＿です。手術を行わないという松村さんの判断について、外科の主治医のS先生が心配されて、診察を依頼されました。腹部の大血管が大きく膨らんでいるとうかがっています。S先生は、総合的に判断すると、緊急事態が生じるのを待って治療を行うよりも、血管の膨らみに対する治療を今行うことが最善策であると考えているようです。この問題についてはどう考えておられるのか、提案された手術についてどう理解されているか教えていただけますか？

全般的な問題に対する患者の理解
C：おなかの問題の状況について、理解していることを話してください。
　　この膨らみに将来どのようなことが起こると、理解されていますか？

提案された治療に対する患者の理解
C：外科の先生は、どんな治療が必要と考えていますか？
　　以前に手術を受けたことはありますか？
　　使用予定の麻酔薬について、どんな説明を受けましたか？

治療の目的に対する患者の理解
C：手術が必要なのはどうしてだと思いますか？
　　外科の先生は、どうして手術が必要だと考えているのですか？

治療のリスクに対する患者の理解
C：手術を行うにあたってのリスクについて話されましたか？
　　手術が痛いと思いますか？
　　死んでしまう可能性はありますか？
　　後遺症が残る可能性はどうですか？

治療を受けない場合のリスクに対する患者の理解
C： もし治療を受けなかったとしたら、どうなると思いますか？
　　治療をしなくても、よくなる見込みはありますか？

　患者の理解度を確認することで、患者が理解していない部分がどこかという関連情報がもたらされる。その点についてもう一度たずねる。情報を簡潔に、わかりやすい言葉で少しずつ提供し、そのあと患者が理解しているか確かめる。

患者は情報以上のことを信じているか？
C： おなかの大血管に問題が起きていると思いますか？
　　もし血管の膨らみを手術しなかったら、それが破裂して、命にかかわる深刻な事態を引き起こすかもしれないと思いますか？
　　もし血管の膨らみが破裂したら、死んでしまう可能性はありますか？

患者は判断を下すために、情報を吟味することができるか？
C： あらゆることを考慮して、手術の利点と欠点について説明していただけますか？
　　どうして手術を受けないと判断したのか話してください。

最終判断を確認する
C： 外科チームがなぜあなたに手術を必要と考えているのかについて、私たちは詳しく話し合いました。今の時点では、手術を受けることについて、どのように考えておられますか？
　　手術を受けたほうがよいと思いますか？
　　それはどうしてですか？

患者に判断能力があれば、その判断と今後の手順について患者に話す
C： 松村さんは十分に状況を理解しておられ、手術を受けるかどうかについての判断が可能な状態だと思います。判断能力があるからといって、必ずしも松村さんが最善の判断をするとは限りません。
　　近いうちに、このことについてＳ先生にお会いしてもう一度話し合ったほうがいいと思います。松村さんがＳ先生にもう一度会って、抱えている問題について話し合えるように、私からＳ先生に早速伝えておきます。

松村さんが最終的に手術に同意しないと判断されたので、予定通り手術が行われなかったことを開業医のかかりつけの先生にも知っておいていただきたいと思います。
　　退院に向けた手順について、この病棟のスタッフと話し合いをしてください。どのような判断をするかは松村さんの自由ですが、外科の先生方のアドバイスに反して方針を決定したということで、「医学的助言に反して退院します」という内容の書類にサインするよう、外科チームから松村さんに依頼があるかもしれません。
　　考えが変わった時には、いつでもかまいませんから、S先生に会う予約をしてください。
患者に感謝を伝える。

以下の場合には、患者は手術の同意を取り下げる能力を持っていると判断する。
- 患者が診察の間を通して注意力が保たれており、手術に関する情報を十分に理解している
- 救急部に着く前に死んでしまう可能性も含めて、緊急処置が待機的処置ほどめったに成功しないこと、そして死亡率が非常に高くなることを十分に理解している
- 痛みや後遺症を伴うかもしれない複雑な手術を行うよりも、日常生活でできる範囲で気をつけていきたいと患者が希望している
- 最終的に手術を行わないと判断を下している

患者がこの時点で判断能力をもっているのなら、これ以上、詳細な精神科的アプローチを行っても得られるものはほとんどない。

注記：
　判断能力のある成人は、死ぬリスクがあっても手術を断る権利がある（*Re T*（*Adult：refusal of treatment*）［1992］4 All England Law Reports 649）。熟考したり患者が意見を変える時間が明らかにあるような待機的状況では、患者の決定を無効にする必要性はほとんどない。しかしながら、患者が判断能力を欠く場合、患者の最大限の利益（*Re F*（*Mental patient：sterilization*）［1992］2 AC 1）を考慮した上で、同意なしで待機的手術を実行しうる。判断能力がある成人においても、精神保健福祉法にもとづいて個人の判断能力に関わらず精神障害の治療を行う状況だけは、本人の意思に反して入院を行うことが認められて

いる。
　文書による同意が得られたということで、同意能力のある成人が意見を変えることはできないということではない。

VIII. その他の評価

53. 自殺のリスクを評価する

目的
過量服薬を行った若年女性とラポールを築き、現在の自殺リスクを評価できるようになる。

状況設定
過量服薬後に内科に入院となった20歳女性の現在の自殺リスクについて評価を行うこと。

チェックリスト
- [ ] 共感と理解
- [ ] 最近の企図：促進因子、計画、最後の行動、予防手段、危険性、致死の可能性、救援要請、どのように発見されたか、自殺企図への思い、過去の企図
- [ ] 現在のリスク：現在の問題、気分、絶望感、自殺念慮と計画、準備、考えている方法での致死性、自殺行動へ踏み切らない理由、意思、対処行動のパターン、援助と支援、アルコールと薬物使用
- [ ] 行動計画
- [ ] 総括

注記：実際の臨床では、紹介医や病棟スタッフとも連携をとる。

推奨されるアプローチ

導入
C： つらい体験をされたとうかがっています。何が起きたか教えていただけますか？
とてもつらいと思いますが、過量服薬について話していただけますか？

最近の企図
促進因子
C： どうして自分自身を傷つけようと思ったのですか？
　　どのようなことで悩んでいたのですか？
　　最近、挫折体験で悩んでいましたか？
　　何か対人関係の問題がありますか？
　　何か仕事上の問題がありますか？
　　経済的な心配や健康の問題がありますか？
　　最後のよりどころは何でしたか？

計画
C： 実際に過量服薬を行う前に、その計画をどれくらい前から考えていましたか？
　　最近、同じようなことをした知り合いがいますか？

最後の行動
C： 過量服薬を行う前に何かしましたか？
　　遺書を書き残しましたか？
　　誰かに別れを告げましたか？

危険性
C： 何のお薬を飲みましたか？
　　どうやって手に入れました？
　　どのようなことが起きると思いましたか？
　　お薬を全部飲みましたか？ それとも一部残しましたか？
　　アルコールを飲むなど、お薬を飲む前に何か服用しましたか？

救援の要請
C： 過量服薬をした後、何をしましたか？
　　どのようにして発見されましたか？
　　発見された時、どんな気分でしたか？

過去の企図
C： 過去に同じようなことが何回ありましたか？

一番ひどかった時のことを話してもらえますか？

現在のリスク

現在の問題

C： いずれにせよ、過量服薬の後、問題は変化しましたか？
それから新たな問題が生じましたか？
他にどんなことで困っていますか？

気分と絶望感

C： 気分はいかがですか？
どれくらいひどいですか？
将来をどのように見通していますか？
あらためてまた生きてみようと思いますか？

自殺念慮と計画

C： 死んでいたらよかったのになあと思いますか？
何らかの方法で、自分自身を傷つける考えがありますか？
どのようなことをしそうですか？
計画を立てましたか？
心の中で計画の下準備をしましたか？
いつ行動に移そうとしましたか？
その行動に移らなかったのはどうしてですか？
あなたを愛してくれる人たちへの影響はどうだと思いますか？
それらを振り払うために何かをすることを考えましたか？
これがどれくらい危険か知っていますか？

準備

C： 何か準備をしましたか？
そのことについて誰かに話をしましたか？

対処行動のパターン、援助と支援

C： 問題を抱えている時には、いつもどうしていますか？ いつもどのように対処していますか？
心配ごとを誰に相談していますか？

何か援助してもらっていますか？
　　　過去に、誰かが何か援助をしてくれましたか？
　　　どうやってわかりましたか？

アルコールと薬物
　最近の使用についてたずねる。

行動計画
C：今日、退院してから、少なくとも最初の数日間はどなたか付き添ってくれる方がいますか？
　　もし、苦しい時には、対処行動を試すようにしてみてください。過量服薬に取りかかる前に、一番はじめにしたことは何ですか？
　　絶望感にさいなまれると、アルコールや薬を飲み始め、最終的に過量服薬に至ってしまう人もいます。あなたの場合にも同じでしたか？
　　今度、絶望感を感じたときには、病院に連絡していただけますか？
　　定期的にお会いしたいと思いますが、よろしいですか？
　　生活上の問題を解決するために、努力をされていると思います。あなたを助けるためにできる限りのことをしたいと思います。
　　聞いておきたいことはありますか？

総括
C：話し合ったことをまとめさせてください。あなたは自分の問題に対処するように精一杯闘ってきました。絶望的な気分を感じると、薬を飲み始めて過量服薬に至ってしまい、問題をより一層深刻にしているようです。それに対して何かしたいと強く望んでいらっしゃいますね。今度、危機的なことがあったときには、薬を集めて過量服薬をしようとするのではなく、病院に連絡をしてください。来週またお会いしましょう。あなたを援助するためにできる限りのことはしたいと思います。困った時に役に立つ電話番号が記載されている紙をお渡しします。

Ⅷ. その他の評価

54. 遺言能力について評価する

目的
軽症のアルツハイマー病の高齢者とラポールを築き、遺言能力を評価できるようになる。

状況設定
72歳の軽症のアルツハイマー病女性の遺言能力について評価を行うよう、弁護士から依頼された。

チェックリスト
- [ ] ラポール、共感的態度、患者を緊張させない技能
- [ ] 適切な導入、認知機能障害の可能性に注意をはらう
- [ ] 精神機能検査：気分、妄想、簡易認知機能評価
- [ ] 遺言能力の基準

推奨されるアプローチ

C： 今日はお越しいただきありがとうございます。今日ここにいらした理由について、どのように理解されていますか？

P： 娘が今朝になって、病院の予約をしていると言ってきました。

C： あなたは遺言を残そうと決心したとうかがい、私もあなたとお話したいと思っていました。お話してもよろしいですか？

P： ええ、先生。遺言はずっと前から残そうと思っていました。

C： ご存知のように、遺言を残すということは、あなたが重要な決断をしようとしているということです。それがどういうことなのか、きちんと理解しているかどうか確認するよう依頼されました。遺言を残すことについての一般的な質問をしたいと思います。それからあなたの状況について話してもらいます。もし質問や意見があったら、遠慮なく言ってください。

まず、遺言とはなにか、私に説明していただけますか？
P： 私が書き上げる文書のことです。遺言は、私の所有物を家族の間でどのように分けてもらいたいかを伝えるためのものです。
C： そのことについて詳しく教えてください。どのように進めようとしているか教えてください。
P： 弁護士のところに行き、私が死んだら何をしてもらいたいかを彼に話します。そして、彼が文書を用意して、それに私がサインをします。私が死ぬまで彼はそれを保存し、私の希望していることが私の死後に実行されます。
C： 死ぬ前にあなたの気持ちが変わったとしたらどうしますか？
P： 彼のところに再び行って、内容を変更します。
C： 遺言の中で、残した資産や所有物は何ですか？
P： あまり多くはありません。家と車を所有しています。
C： 家の価値はどれくらいでしょうか？
P： 想像がつきません。40年前に私が支払った400万円以上の価値はあるのではないかと思います。
C： どれくらいの価値に相当するか、概算を教えてもらえませんか？
P： 近所の人が2年前に2000万円を受け取っていたので、だいたいそのくらいの額ではないかと思います。
C： その他に何かありますか？
P： ないと思います。
C： 貯蓄はどうですか？
P： 数年前に預金口座をもっていましたが、長い期間そこには何も入れていません。
C： 年金はどうですか？

　Knight（1992）は、遺言能力の決定を助けるための基準として、次の項目を挙げている。
　個人が：
・遺言が何を意味するか理解していること
・自分の資産のおおよその額について知っていること
・資産から利益を受けると思われる人について、認識しておかなければならないこと
・資産分割に影響するかもしれない妄想的信念をもっていないこと
・遺言作成にあたり、精神的能力が変化する可能性のある薬剤の影響がない

こと

　最初はオープンな質問を用いるが、思い起こさせたり促しながら聞く。例えば、彼らが家族の名前を思い出せない時には、思い出せるように手伝う。もし家の価値がわからない時は、いくつかの選択肢を与える。収入の詳細を思い出せなければ、少し誘導する。

　自発的に話せないこともあるが、促せば話ができる場合は、その点にチェックをしておいて最後にもう一度聞くこと。

　ほかの精神状態の側面について簡単に評価し、認知機能評価を行う。症状が動揺性であることに留意すること。例えば、うつ病は意欲と認知機能に影響を及ぼす。したがって、遺言能力に影響を与える。気分が改善すれば、患者の能力も改善するはずである。

　もし患者の遺言作成能力が欠如していたら、原因となる要因を特定することが重要で、可逆性の要因があるかどうか判断する。

　評価の最後には患者に感謝を伝え、弁護士に報告書を送ることについて伝える。もし患者に遺言作成能力があれば、患者の能力に問題がないと判断したことを伝えることができる。もし患者が遺言作成能力を持たなければ、患者自身が弁護士とよく相談し、後見人の申し立てなどその他の選択肢についても考慮する必要があると伝えることが最善である。

OSCEについて

E S PAYKEL
Emeritus Professor of Psychiatry
University of Cambridge
24 April 2003

　医学教育における評価の進化は、信頼性や妥当性の急進的な進化に対してゆるやかなものである。医学とその専門領域は、理論体系や知識体系であると同様に、実際的な人文科学である。患者のケアの水準を高めることは、医学教育の究極の到達目標であり、臨床能力の評価を行うことが試験の重要な鍵になると長い間、考えられてきた。長時間を要する症例による最初の臨床試験は、ケンブリッジで1842年に行われた。最初の精神科臨床試験についての記録は残っていないが、長年にわたり長時間を要する精神科の症例が用いられ、最近ではケンブリッジをはじめとする試験場で、医学生や卒業後の精神科医に対して、短い症例が試験に用いられるようになった。伝統的な試験の方法は、いまだに信頼性が乏しい。客観的臨床能力試験（OSCEs）は、実際の患者、または模擬患者を利用することで、信頼性を改善することができた。OSCEsは、英国精神科医会の資格試験（MRCPsych）のPart Ⅰとして導入されている（訳注16）。OSCEsでは、短い症例の形式に焦点をしぼり、通常は10〜16ステーション（試験場）で行われ、病状の評価、解釈、コミュニケーション、治療について特定の課題が求められ、候補生を標準化した方法で評価する。OSCEsは、患者および候補生の評価における多様性を標準化することで、信頼性を高めることができた。特定の課題をみる試験にふさわしいように、難易度に応じて試験を標準化させることができる。また、適切な状況設定を行うと、現実の臨床状況に近づけることができ、さらに模擬患者を利用すれば、実際の患者では行えないようなシナリオを行うことも可能である。適切なシナリオかどうかを確認するために、細部にわたって吟味する監督者を置き、試験に関わる者の訓練を行い、標準化に注意を払いながら、慎重に準備しなければならない。

　この本は、MRCPsych Part Ⅰ試験の候補生を第一の対象者としている。さまざまな国の医学部の試験の経験から、試験の状況で求められる課題や質問に対して、候補生

が十分な準備を行うために効果的である。内容については、それ以上の技能習得と修正を行う上でも十分な価値を持っている。また医学部生や卒業後の研修医、医学部の教員が読んだとしても、非常に有用である。そして、一般臨床家や技術を一段と向上させたい精神科医にも適している。

　この本の編集にあたったマイケル先生は、十分な経験をつんだ精神科指導医で、MRCPsychのコースオーガナイザーかつMRCPsych Part I 試験の試験官である。彼はすでに精神科の患者管理についての名著を2冊出版している。彼が執筆者としてリストにあげた著者は、それぞれの分野における専門家であり、試験にも携わっており、OSCEsの修正や疑問に対して現実的に組んできた。OSCEsは、慎重に準備されてきた。

　MRCPsychや同様の試験への準備を行っている将来の候補生に対して、この貴重な本を勧めると同時に、卒業生、学生、教師、臨床家に推奨したいと思う。

OSCEs in Psychiatry 序文

Albert Michael

　臨床能力をみる試験が1842年にケンブリッジで導入されて以来、長時間を要する症例が臨床試験の中心であった。しかし、常に患者の多様性と試験官の多様性が試験の結果に影響を及ぼすことが懸念されていた。アメリカの医師国家試験（National Board of Medical Examinations）による10000人の医学生を対象とした検討では、2人の試験官がそれぞれ独立して行った評価の相関は25%であり、評価者により大きく異なっていた（Hubbard et al, 1963）。Leichnerら（1984）は、精神科の卒業後試験の結果に重大な役割を果たすのは、試験官と患者を運よく選択することだと述べている。

　OSCEは、客観的臨床能力試験（Objective Structured Clinical Examination）の略称である。BurrowsとAbrahamson（1964）は、神経学的検査で最初にOSCEを導入した。OSCEは、時間制限のある試験で、候補生がステーション（試験場）の列をローテイトしながら行われる。ステーションは、通常、候補生が問診を行う模擬患者によるシナリオ、または候補生が解釈または管理しなければならない臨床問題から構成される。候補生の実演は、試験官によって観察され、構造化されたマークシートによって評価される。

　OSCEは、臨床能力およびコミュニケーション能力を試すことを目的としている。試験官は、候補生がこれらの技能を臨床に生かせるかどうか観察する。OSCEは、伝統的な長い症例よりも多様な問題に対して試験を行うのに適している。試験官の多様性による影響をより大きく軽減することができ、標準化された患者を利用することで、信頼性と妥当性が改善される。OSCEは、死別や終末期の疾患などのように、苦悩を抱えた患者のシナリオについて試験を行うことも可能である。ステーションは、医師の求められている技術にあわせて試験内容を調整できる。OSCEは、明確に管理されて安全な状況にありながら、その質を保証されている。いくつかのセンターでは、模擬患者が学生に直接フィードバックを行う。模擬患者は、実際の患者よりも活用しやすいという利点がある。

　OSCEは単に試験に合格するだけのためのものではない。OSCEにより、臨床研修や臨床実習の質も改善させることができる。専門家として機能できるよう客観的な感性をもたらし、患者がどのように受けとめ振舞うかを訓練生が認識できるようにな

る。OSCEはコミュニケーション技術や臨床技能を教育する際にも広く用いられる。

　模擬患者の妥当性：ステーションの確実性を専門家が検討することにより、内容や妥当性を正確なものにできる。OSCEの試験官や受験者が、模擬患者を現実の患者とほとんど区別できないという事実は、間接的な妥当性の指標である。Hodgesら（1997）の報告では、候補生の80%がステーションを現実の場所または現実に非常に近い場所と感じており、OSCEの内容妥当性が示された。

　信頼性、または実演の一貫性：Badgerら（1995）は、1年以上の期間に13人の模擬患者による228回の医師-患者面接について調査した。その結果、評価の間隔を3ヶ月あけて行っても、実演の内的、外的信頼性が示された。適切なトレーニングを行うことで、模擬患者は彼らが行う症例呈示の基本的な事項について、正確に一貫して行えるようになる（Vuら、1987）。模擬患者は、1日に最大12回まで実演することができる（Vu、Barrows、1994）。

　OSCEの欠点：OSCEは教科書以上のシナリオの評価を行うことに問題がある。OSCEは複合的技術の評価に対しては認められていない。OSCEは伝統的に行われてきた試験よりも費用がかかり、シナリオを組み立てるにあたり、教育訓練に関わる問題も生じる。

MRCPsychのOSCE（訳注16）

　英国精神医学会（Royal College of Psychiatrists）は、長い症例による試験をOSCEによるPart I試験に置き換えた。12ヶ所のステーションがあり、それぞれのステーションでは、それぞれ特有の課題を行う。課題は、成人または老年精神医学に関する1年間のトレーニングを受けた研修医にふさわしいものである。ステーションでは、候補生の臨床能力、すなわち病歴聴取、精神機能検査、身体的検査、リスク評価、データの解釈、コミュニケーション、悪い知らせを伝えること、カウンセリング、患者の治療について評価が行われる。

　受験生は指示書きをステーションの外で渡され、それを読む時間として1分間与えられる。一般的な試験は7分間である。ベルの音が開始と終了の合図で、終了の1分前に警告のベルが鳴る。それぞれの試験会場で、いくつかのステーションの列が平行して存在する。ステーションは、すべての列、すべての試験会場で同じ順番である。

　標準化された患者、または模擬「患者」は、トレーニングを受けた演技者である。模擬患者は説明の記載通りに振舞う。彼らは試験の前に関連する臨床的・社会的事項に詳しい知識を得ている。模擬患者の役割には、役柄についての情報を提供すること、適切な実演を行うことが含まれる。彼らは、受験生の質問に適切に答えられるだ

けの情報を備えている。しかし、模擬患者は求められた情報だけを提供する。'終了のベル'が鳴ったら、反応をやめるように指示されている。

試験官は、標準化されたマークシートを所持している。それぞれの試験官は、そのステーションに参加したすべての候補生を担当する。マークシートにはチェックリストがあり、評価されるそれぞれの技術要素に対して点数がつけられる。評価される技術には、適切な診察導入を行うことのような一般的な技術から、12時間後リチウム値の測定を行うことのような特異的な技術などが含まれる。鑑別診断を求めるなど、何かをするように指示をする時以外には、試験官は面接の間に口を挟まない。

訳 注

訳注1： ラポールとは一般的には「疏通性」と訳されるが、治療者―患者間の信頼関係のことをさす。

訳注2： 何らかの方法で患者が否認していると思われるようなことを、治療者が患者に直接的に指摘すること。

訳注3： 患者が治療を主体的に受けている程度、遵守している程度。従来はコンプライアンスとして表現された言葉。

訳注4： リチウム濃度測定のための血液検査は、一般的に最後のリチウム服用から12時間後に行う。血中リチウム濃度は、内服から6〜12時間後に最大値に達する。

訳注5： 認知機能を評価するための心理検査の1つ。時計の文字盤を書いてもらい、さらにそこに指定した時間を書いてもらうもの。

訳注6： ネグレクトは養育放棄または怠慢を意味する言葉。セルフ・ネグレクトは自分自身の健康や安全を脅かす不適切で怠慢な行為。

訳注7： 機能幻覚：外界の知覚に誘発され、これと並行して同一の領域に生じる幻覚。
反射幻覚：ある知覚刺激により別の感覚領域に幻覚が誘発されること。
域外幻覚：通常の感覚範囲を超える幻覚で、背後に人が見える、外国にいる人の声が聞こえるなどというもの（濱田秀伯著 「精神症候学」より）。

訳注8： 出典は下記の論文。
Folstein. MF. et al.："Mini-mental state". A practical method for grading the cognitive state of patients for the clinician. J Psychiat Res 12：189-198, 1975.

訳注9： おとがいは唇の下の意。

訳注10： 出典は下記の論文。
Edwards, G., Gross, MM：Alcohol dependence：Provisional description of a clinical syndrome. Br Med J 1：1058-1061, 1976.

訳注11： アルコール依存症のための簡易質問で、4つの質問のうち1項目でもあてはまればアルコールの問題がある可能性があり、2項目以上あてはまればアルコール依存症の可能性が高くなる。出典は下記の論文。
Ewing, JA.：Detecting alcoholism：The CAGE questionnaire. JAMA 252：1905-1907, 1984.

訳注12： 1単位＝日本酒：1合、ビール：中瓶1本またはロング缶1本、サワー類（7％）：1缶本、ワイン：グラス2杯150mL程度、ウイスキー：ダブル1杯
訳注13： 手掌腱膜の進行性の拘縮であり、手指の屈曲・変形を生じる。アルコール依存症、糖尿病、てんかんの患者により多くみられる。
訳注14： 制縛compulsion：制限や制裁を加えて自由を束縛すること。ICD-10に記載されている強迫性障害の中核症状。
訳注15： 緩和ケアや小児の診察などで使用するもの。
訳注16： 英国の専門医制度について

英国精神医学会（Royal College of Psychiatrists）は、英国の精神科医を対象とした組織であり、会員の専門資格試験を行っている。この組織の資格試験（MRCPsych）は、精神科専門医になるための前期研修課程を修了したことを意味している。この資格試験は二段階に分かれ、一次試験（Part 1）と二次試験（Part 2）がある。受験資格は次の通り。

　Part 1：12ヶ月間の精神科前期研修を修了
　Part 2：Part 1に合格し30ヶ月の前期研修を修了した者

わが国ではこのような制度は現在のところないが、英国精神医学会はわが国の精神神経学会に相当する。MRCPsychの資格試験は、日本精神神経学会の精神科専門医に近い概念であり、それを想定して読んでいただければよい。わが国ではこのような面接技法についての本がないために、精神科をローテイトする医学生や研修医、精神科医としての勉強を始めた医師、あらためて診察技法を学ぼうとする経験のある医師を対象にこの本が有用となるであろう。この本では、現在のわが国での医療の中心になっているテーマを採用し、法的基盤・社会資源制度・人名などわが国の臨床でこの本を使用するのにふさわしいよう原著者の許可を得て変更を加えた。

Index

あ
アカシジア　77
アセチルコリン　108
アテトーゼ様運動　84
アリセプト　108
アルコール　126、131、136
　─依存症　136
　─単位　127
アルコール性健忘　132
アルツハイマー病　103、104、107、191、237
アンヘドニア　16

い
域外幻覚　62
異常運動　83
依存性　168
飲酒習慣　127

う
うつ病　16、17、18、20、24、26、28、29、32、47、55、202、206
　─気分症状　16
　─再燃　29
　─産後うつ病　55、56
　─自殺リスク　18
　─自責感　22
　─身体的症状　17
　─精神病症状　18
　─絶望感　22
　─治療　28
　─認知症との鑑別　47
　─否定的な認知　20
　─無価値感　21
運転　31

え
易刺激性　39、91

か
介護
　─サービス　121、122
　─認定審査会　122
　─保険制度　105
　─療養型医療施設　123
　─老人福祉施設　123
　─老人保健施設　123
介護度　106
外傷後ストレス障害　171
回避　152、172
過覚醒　173
過換気　163
覚醒剤　141、145
仮性幻覚　61
課題遂行力　112
簡易精神機能検査　94
肝機能障害　127
関係妄想　65
関節位置覚　137

き
記憶力　17
　─低下　191
機能幻覚　62
気分　16、39
　─落ち込み　191
　─高揚感　39
記銘力　95
境界　213
境界性パーソナリティ障害　179、211
強迫スペクトラム障害　150、153
強迫性　151
強迫性障害　150、155
興味　40
虚無感　18
気力　39

く

クロザピン　194
　　―けいれん発作　194
　　―脳波変化　194

け

ケア・プラン　106、122
ケア・マネージャー　106、122
契約　214
けいれん発作　194
血液検査　45
血中濃度　45、198
　　―リチウム　33、198
幻覚　60、61、90
　　域外―　62
　　仮性―　61
　　機能―　62
　　真性―　61
　　反射―　62
言語流暢性　112
幻視　62
現実感喪失　87
幻聴　18、60、61、72、80、145、147
　　―形式　61、72

こ

抗うつ薬　28、29、31、32、57、168
　　―運転　31
　　―作用機序　29
　　―授乳　30
　　―性機能障害　31
　　―治療　28
　　―妊娠　30
　　―副作用　29、31
抗うつ薬治療　28
攻撃性　152
甲状腺　45
抗精神病性障害　86、87
　　―離人症　86、87
　　―現実感の喪失　87
抗精神病薬　77、81、82
　　―アカシジア　77
　　―再発予防　77
　　―作用機序　77

　　―持効性注射剤　82
　　―性機能障害　81
　　―体重増加　81
　　―遅発性ジスキネジア　77
　　―投与期間　77
　　―副作用　81
　　定型―　77
　　非定型―　77
抗認知症薬　107
抗不安薬　168
誇大性　40
誇大妄想　65

さ

罪業妄想　66
産後うつ病　55、56
産褥　51
最大限の利益　227、231
再燃　29
再発　77、80
再発予防　44、77、205
　　―統合失調症　77

し

自我障害　68
自我同一性　179
思考
　　―察知　69、70
　　―障害　67、69
　　―スピード　41
　　―奪取　67、69
　　―伝播　67、69
　　―吹込　67、69
持効性抗精神病薬　79、82
自己像幻視　62
自己評価　16
自殺念慮　235
自殺リスク　18、78、233
自傷行為　182
自傷他害の可能性　217
自責感　22
嫉妬妄想　66
社会活動　41
収集　153

集中力　17
授乳　28、30、157
衝動性　41
ショートステイ　106
初回エピソード　58
食欲　16、17、40
心気症状　18、66
腎機能　33、45
腎障害　198
真性幻覚　61
振戦　83
振動覚　137

す

推察能力　112、113
錐体外路症状　83
睡眠　16、17、40
ストレス　76、80

せ

性機能障害　31、77、81、156
静座不能　84
精神医療審査会　217
精神作用物質　140、145
精神発達遅滞　184
精神病性障害　60、61、62、64、65、66、
　68、72、75、77、86、96、145
　―域外幻覚　62
　―関係妄想　65
　―機能幻覚　62
　―幻覚　60
　―幻視　62
　―現実感の喪失　87
　―幻聴の形式　61
　―誇大妄想　65
　―罪業妄想　66
　―思考障害　67
　―自己像幻視　62
　―嫉妬妄想　66
　―心気症状　66
　―体感幻覚　62
　―反射幻覚　62
　―被影響体験　66
　―被害妄想　65

　―味覚、嗅覚の異常　62
　―妄想　65、66
　―妄想気分　66
　―離人症　86、87
精神分析的精神療法　211
精神保健指定医　35、217
精神保健福祉法　35、216、227
制縛性　40
性欲　40
摂食障害　40、175
絶望感　22、235
セロトニン　208
前頭側頭型認知症　114
前頭葉機能　110
せん妄　226

そ

想起　96
措置
　―鑑定　217
　―入院　217
双極性障害　35、43、197
喪失反応　25
躁病　38、40、41
　―気分症状　39
　―誇大性　40
　―思考　41
　―衝動性　41
　―生理的な状況　39
　―病識　41

た

退院
　―請求　217
体感幻覚　62
体重　16、17
　―増加　77、81
　―変化　156
代償行為　156
対称性　152
対処行動　235
耐性　142
大麻　141
他害行為　182

249

段階的曝露　169

ち
地域生活支援センター　105
遅発性ジスキネジア　77
抽象概念　112
挑戦性行動　184
治療関係の構築　212

つ
追体験　172
痛覚　137
つぎ足歩行　138

て
定型抗精神病薬　77
抵抗　213
転移　213
電気けいれん療法　206

と
同意能力　224
統合失調症　72、75、76、77、78、79、80
　―家族　76
　―原因　76
　―再発予防　77
　―再発率　78、80
　―自殺　78
　―ストレス　76、80
　―治療期間　77
　―治療継続　80
　―ドパミン　76
　―頻度　76、80
　―薬物療法　77
道徳心　152
特別養護老人ホーム　123
ドネペジル　108
　―治療　108
　―副作用　108
ドパミン　76

に
入院形態変更　35
入院等の請求　217
乳児との関連性　52
妊娠　28、30、43、44、52、55
　―抗うつ薬　30
　―投薬　30
認知行動療法　157、169、202
認知症　47、94、99、103、107、110、114、117、121、190

ね
ネグレクト　53、54、142
脳波　194

は
曝露　157、169
　―段階的曝露　169
パニック発作　159、163、167
反射幻覚　62
判断能力　228、231
判断力　41

ひ
悲哀　24
被影響体験　66、70
被害妄想　18、65、72、145
微細触覚　138
非定型抗精神病薬　77
否定的な認知　20
非薬物療法についての説明　219
病識　41、151
病前性格　173、219
病的な喪失反応　25
広場恐怖　167

ふ
副作用　34、81
物質
　―不適切な使用　91
舞踏病様運動　84
フラッシュバック　172

へ
ベビー・ブルー　56
ベンゾジアゼピン系薬剤　168

ほ
暴力
　―リスク　90
ホルモン治療　58

ま
マタニティ・ブルー　56
末梢神経障害　132

む
無価値感　21

も
妄想　64、91、147
　関係―　65
　罪業―　66
　嫉妬―　66
　被害―　18、65、72、145
妄想気分　66
もの忘れ　99

ゆ
遺言能力　237
指-鼻-指テスト　111

よ
要介護　106、122
　―認定　105
要介護度　122
要支援　106、122
抑うつ気分　16

り
力動　213
離人症　86、87
リスク
　―評価　35
　暴力の―　90
離脱症状　128、133、142
リチウム　32、33、34、43、44、197、198、199
　―過量服薬　197
　―血中濃度　33、198
　―構音障害　198
　―甲状腺機能　33
　―腎機能　33
　―腎障害　198
　―振戦　32、198
　―投与期間　34
　―中毒　198
　―毒性　33、197
　―副作用　34、199
　―有効性　33
　―増強療法　32

ろ
ロンベルグ試験　138

欧文
CAGE　126、129、143
Edward and Gross
　―診断基準　126
MMSE　94
MRI　190、192
PTSD　171
SSRI　156

251

● 監訳・編集者プロフィール

澤田　法英（さわだ　のりふさ）
精神科医
慶應義塾大学医学部卒業。同大学精神神経科学教室、山梨県立北病院、東京都済生会中央病院を経て、現在、医療法人財団厚生協会大泉病院に勤務。

渡邊　衡一郎（わたなべ　こういちろう）
精神科医、医学博士
慶應義塾大学医学部卒業。同大学精神神経科学教室、国家公務員共済組合連合会立川病院、医療法人財団厚生協会大泉病院を経て、現在、同大学精神神経科学教室専任講師。

● 訳者

澤田　法英

德原　淳史（とくはら　あつし）
精神科医
慶應義塾大学医学部卒業。同大学初期臨床研修および後期臨床研修（精神神経科学教室）を経て、現在、医療法人安積保育園附属あさかホスピタルに勤務。

読むだけでコツがつかめる
問診力トレーニング

定価　本体4000円＋税

2010年5月1日　第1版　第1刷発行

著　者	アルバート・マイケル
監訳・編集者	澤田法英　渡邊衡一郎©
発行者	高原まゆみ
発行所	アルタ出版株式会社
	http://www.ar-pb.com
	〒151-0063　東京都渋谷区富ヶ谷2-2-5
	ネオーバビル402
	TEL 03-5790-8600　FAX 03-5790-8606

ISBN978-4-90164-38-4 C3047 ￥4000E　　　印刷　研友社印刷株式会社